rororo

ro ro ro

Beschwerden und Erkrankungen des Kniegelenks können oft auf einfache Weise behandelt werden, und vieles kann der Betroffene selbst tun. Dieser Patientenratgeber erklärt die verschiedenen Krankheitsbilder in leicht verständlicher Weise und gibt entsprechende ärztliche Ratschläge. Die Knieschule beschreibt das kniegerechte Verhalten, um Beschwerden vorzubeugen bzw. bei Erkrankungen im Alltag besser zurechtzukommen. Das Buch klärt darüber auf, wie das Kniegelenk aufgebaut ist, wie es funktioniert und welche ärztlichen Behandlungsmaßnahmen möglich sind. Außerdem hilft ein Gymnastikprogramm, das Gelenk wieder funktionsfähig zu machen, und ein spezielles Koordinationstraining verbessert die Bewegungsabläufe. Die gängigsten Sportarten werden hinsichtlich ihrer Bedeutung für Kniegelenkbeschwerden beurteilt.
Mehr Informationen unter:
www.uni-regensburg.de/Fakultaeten/Medizin/Orthopaedie

Professor Dr. med. Dr. h. c. Joachim Grifka
Nach dem Medizinstudium in Düsseldorf arbeitete der Autor zunächst in chirurgischen Kliniken in Düsseldorf und Kleve, bevor er an die orthopädisch-rheumatologische Klinik Ratingen wechselte. Von 1988 bis 2000 war er Oberarzt an der Orthopädischen Universitätsklinik Bochum, an der er sich 1993 habilitierte. 1999 erfolgten der Ruf auf den Lehrstuhl für Orthopädie der Universität Regensburg und die damit verbundene Leitung der Orthopädischen Universitätsklinik in Bad Abbach. Dort nahm er seine Tätigkeit im Juni 2000 auf.
Professor Grifka wurde mit verschiedenen Auszeichnungen deutscher und internationaler wissenschaftlicher Gesellschaften geehrt. Zum Thema Arthrose hat er mehrere wissenschaftliche Abhandlungen verfasst. Seine Arbeitsgruppe hat die Navigationstechnik für den Routineeinsatz bei Knie- und Hüftendoprothesen zur Serienreife entwickelt und dafür internationale Anerkennung erlangt. Die Alterungserscheinungen an Gelenken und Wirbelsäule sowie deren Behandlung, die Verbesserung des Knorpelstoffwechsels, die Schmerztherapie und die Operation stellen Schwerpunkte seiner Arbeit dar.

Prof. Dr. Joachim Grifka

DIE NEUE KNIESCHULE

Selbsthilfe bei Schmerzen und Beschwerden

Rowohlt Taschenbuch Verlag

Vollständig überarbeitete und erweiterte Neuausgabe Oktober 2012

4. Auflage August 2015

Originalausgabe
Veröffentlicht im Rowohlt Taschenbuch Verlag,
Reinbek bei Hamburg, Juni 1992

Lektorat Bernd Gottwald
Zeichnungen Matthias Wagner
Umschlaggestaltung ZERO Werbeagentur, München
(Abbildung: CORBIS / Image by © IMAGEMORE CO., LTD)
Innengestaltung Daniel Sauthoff
Satz DTL Dorian PostScript (InDesign)
Gesamtherstellung
CPI books GmbH, Leck, Germany
ISBN 978 3 499 62976 1

MIX
Papier aus verantwortungsvollen Quellen
FSC® C083411

Das für dieses Buch verwendete Papier ist FSC®-zertifiziert.

Inhalt

Testfragen:

Haben Sie gelegentlich Schmerzen im Kniegelenk?

Ist Ihr Kniegelenk zeitweise geschwollen, gerötet oder überwärmt?

Haben Sie Schmerzen beim Treppauf- oder Treppabgehen?

Gibt Ihr Kniegelenk manchmal nach?

Hinken Sie zeitweise?

Wenn Sie zwei der fünf Fragen mit «ja» beantworten, sollten Sie sich um Ihr Kniegelenk kümmern. Dieser Ratgeber gibt Ihnen Tipps.

Vorwort – Warum dieses Buch?

Kniebeschwerden gehören zu den häufigsten Gelenkerkrankungen. Aus ganz unterschiedlichen Gründen kann es in jedem Lebensalter zu Kniebeschwerden kommen.

Den Betroffenen ereilen die Beschwerden in der Regel unerwartet und völlig unvorbereitet. Er bemerkt plötzlich, dass das Knie beispielsweise nicht mehr voll belastet werden kann oder in seiner Bewegung behindert ist. Mitunter treten die Beschwerden schleichend ein und werden allmählich schlimmer. Der Veränderung wird man sich oft erst bewusst, wenn man eine Behinderung verspürt und dadurch im täglichen Leben eingeschränkt ist.

Üblicherweise schenken wir unseren Gelenken keine besondere Beachtung. Erst wenn Beschwerden auftreten, werden wir uns ihrer Bedeutung und ihrer wichtigen Funktion in unserem Alltag bewusst. Das Kniegelenk bewegen und belasten wir viele tausend Mal am Tag, zum Gehen und zum Stehen. Wir beugen es, um zu sitzen oder in die Hocke zu gehen. Treten Beschwerden auf, versucht man in der Regel, sich zunächst mit einfachen Mitteln selbst zu helfen. Manches Hausmittel wird ausprobiert, ohne dass man eine Vorstellung hat, was am Kniegelenk verändert ist. Lassen die Beschwerden nach – gleichgültig, ob aufgrund der Behandlung oder unabhängig davon –, so vergisst man sie schon bald, und das Bemühen um das Kniegelenk schwindet.

Viele Erkrankungen des Kniegelenks führen wiederholt zu Beschwerden, können sogar Auswirkungen auf andere Gelenke haben und sind schließlich Grund für einen Arztbesuch. Das Vorgehen des Arztes bleibt jedoch oft unverständlich, und die Fragen, woher die Beschwerden kommen, ob sie endgültig behoben werden können, ob sie wiederkehren oder sich verschlimmern und was man als Patient selbst dagegen tun kann, können in der kurzen Zeit oft nicht vollständig geklärt werden.

Es können ganz unterschiedliche Behandlungsmaßnahmen angewendet werden: Kälte, Wärme, Strombehandlung (Elektrotherapie), Bewegungsbäder, Krankengymnastik, Ruhigstellung, Salbenverbände, Tabletten, Spritzen, Abziehen von Kniegelenkflüssigkeit (Punktion) oder gar eine Operation.

Ziel dieses Buchs ist es, dem Patienten seine Krankheit zu erklären. Dazu werden die Anatomie des Kniegelenks und typische Krankheitsverläufe beschrieben. Die verschiedenen Krankheitszeichen (Symptome) werden erklärt und die Entscheidung des Arztes für die jeweilige Behandlung verständlich gemacht. Der Leser dieses Buchs soll dadurch als mündiger Patient ein informierter Gesprächspartner des Arztes werden. Dieses Buch soll auch dazu dienen, Krankheitsursachen und Behandlungsmethoden nachzuschlagen.

Ein wichtiges Anliegen dieses Buchs ist schließlich, dass der Betroffene sieht, was er selbst gegen seine Beschwerden tun kann. Darum wird auf spezielle Verhaltensmaßnahmen hingewiesen, die die Behandlung des Arztes unterstützen. Ein Kapitel zur Koordination hilft, Bewegungsabläufe zu verbessern und dadurch in verschiedenen Belastungssituationen sicherer zu werden.

Die Erläuterung der ärztlichen Behandlungsstrategie und die Anleitung des Patienten zu kniegerechtem Verhalten basieren auf den jahrelangen Erfahrungen mit der «Knieschule». Diese Einrichtung wurde zur Patienteninformation und Schulung gegründet. Sie ist speziell auf die Fragen des Patienten ausgerichtet. Auf der Grundlage dieser Erfahrungen geht das Buch systematisch auf immer wieder angesprochene Probleme ein.

Wegen der Verschiedenheit der Erkrankungen des Kniegelenks ist das Buch nach Schwerpunkten geordnet. Dies erleichtert das gezielte Lesen der Abschnitte für das jeweilige Krankheitsbild.

Für die Lektüre dieses Buchs empfehle ich, zunächst das einleitende Kapitel über die Anatomie des Kniegelenks zu studieren.

Dies ist als Grundlage für das Verständnis von Kniegelenkerkrankungen wichtig. Danach sollten Sie gezielt in dem betreffenden Kapitel der Erkrankung lesen und schließlich die Behandlung mit den speziellen Verhaltensmaßnahmen durchsehen.

Prof. Dr. med. Dr. h.c. Joachim Grifka

Aufbau und Funktion eines Gelenks

Mit diesem Kapitel soll zunächst ein Überblick über den grundsätzlichen Aufbau eines Gelenks und die Bedeutung von Muskeln und Bändern gegeben werden. Sodann werden die besonderen Verhältnisse am Kniegelenk erläutert mit Erklärungen zu den Knochen, die das Gelenk bilden, den Menisci, dem komplizierten Bandapparat und der Gelenkkapsel.

Funktion eines Gelenks

Die meisten Knochen des menschlichen Körpers sind als bewegliche Gelenke miteinander verbunden. Die mechanische Funktion ist für ein Gelenk kennzeichnend. Die beiden Knochenenden, die aneinandergrenzen und das Gelenk bilden, sind gegeneinander beweglich. Gelenke können unterschiedliche Formen haben (z.B. ein Kugelgelenk bei der Hüfte oder ein Scharniergelenk an den Fingern).

Knöcherner Aufbau

Abbildung 1 zeigt den Typ eines Scharniergelenks. Die Form der Gelenkpartner passt exakt. Der an der Gelenkfläche gehöhlte Gelenkpartner kann gegen die Wölbung des anderen bewegt werden. Der Drehmittelpunkt liegt innerhalb des gewölbten Gelenkpartners.

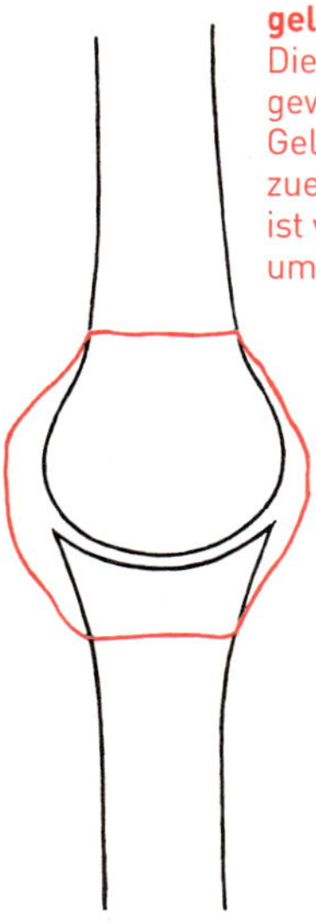

Abb. 1
Beispiel eines Scharniergelenks.
Die Gelenkflächen des gewölbten und gehöhlten Gelenkpartners passen exakt zueinander. Das Gelenk ist von einer Kapsel (rot) umhüllt.

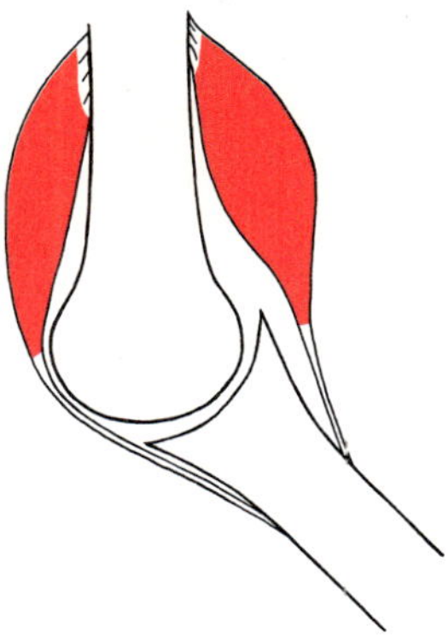

Abb. 2
Muskeln überspannen das Gelenk und setzen über Sehnen am Knochen an. Durch die Anspannung der Muskulatur auf der einen Seite wird die entspannte Muskulatur der anderen Seite gedehnt. Bei Anspannung beider Muskeln (Muskel und Gegenmuskel) wird das Gelenk muskulär stabilisiert.

Gelenkbänder zur passiven Stabilisierung

Um die beiden Gelenkpartner auch bei Bewegung in der richtigen Position zueinander zu halten, sind Bänder erforderlich. Verlaufen diese Bänder seitlich am Gelenk, so wird die volle Beweglichkeit nicht gehemmt, der untere Knochen kann sich weiträumig bewegen. Die Bänder sichern durch ihre Länge in jeder Bewegungsphase den Kontakt der Gelenkflächen.

Verlaufen Bänder in der Bewegungsrichtung des Gelenks, so können sie die mögliche Beweglichkeit hemmen. Dies kann z. B. den Zweck haben, dass ein Gelenk nicht über die gerade Stellung hinaus überstreckt werden kann. Eine solche Funktion haben beispielsweise die Kreuzbänder des Kniegelenks und die Bandzüge in der Kniekehle.

Einige Bandzüge sind mit der Gelenkkapsel verwachsen. Die Gelenkkapsel grenzt den Gelenkinnenraum gegen die Umgebung

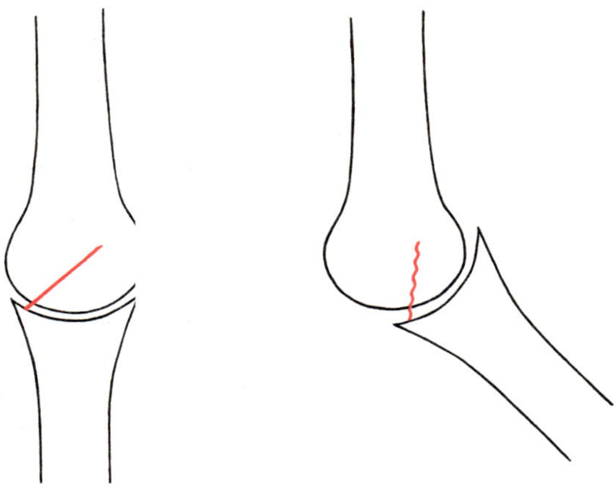

Abb. 3 + 4
Bandverspannung innerhalb eines Gelenks.
Die Bewegung ist in die Bewegungsrichtung eingeschränkt, bei der das Band (rot) angespannt ist. (3) Die Bandverspannung kann das Gelenk stabilisieren. Die Bewegung in die entgegengesetzte Richtung ist frei; das Band ist dann entspannt. (4)

ab. Außerdem hat die Kapsel an ihrer Innenseite zum Gelenk hin einen Schleimhautüberzug (Synovialis), von dem die Gelenkflüssigkeit (Gelenkschmiere = Synovia) gebildet wird.

Damit sind die Strukturen beschrieben, die eine passive Gelenkfunktion ausmachen. Sie sorgen dafür, dass das Gelenk auch bei Bewegung in Stellung gehalten wird, und bestimmen das Ausmaß der Beweglichkeit.

Muskeln und Sehnen

Muskeln und Sehnen sind Voraussetzung für die aktive Bewegung des Kniegelenks. Außerdem kann ein Gelenk durch die Muskelanspannung stabilisiert werden. Die Muskeln bringen die Kraft für die Bewegung und Stabilisierung auf. Sie enden in Sehnen und sind durch sie mit dem Knochen verbunden. Die Sehnen funktionieren wie Seilzüge. Bei Anspannung verkürzen sich die Muskeln. Die Sehnenenden der Muskeln werden einander genähert. Dadurch werden die Knochen in die Richtung der Muskelanspannung bewegt.

Muskeln finden sich an allen Seiten, zu denen ein Gelenk bewegt werden kann. Beim Anspannen der Muskulatur auf der einen Seite wird jeweils eine Entspannung (Dehnung) der Muskulatur der Gegenseite bewirkt. Deshalb spricht man von Muskel (Agonist) und Gegenmuskel (Antagonist). Diese Begriffe werden wechselseitig gebraucht.

Durch den Muskelzug wird nicht nur die Bewegung bestimmt, sondern auch eine zusätzliche Stabilisierung durch dosierte Anspannung bewirkt. Das Gelenk wird dadurch zusätzlich in seiner Position gesichert.

Damit ist bereits die prinzipielle Funktion eines Gelenks erklärt. Das Kniegelenk hat nun einige Besonderheiten, die speziell erläutert werden müssen.

Spezielle Verhältnisse im Kniegelenk

Das Kniegelenk muss in besonderem Maße den Anforderungen an Beweglichkeit und Stabilität genügen. Zum Gehen und Sitzen muss es gut beweglich und zum Stehen stabil fixiert sein. Es muss das Körpergewicht tragen und zusätzlich die Krafteinwirkung durch die Geschwindigkeit der Bewegung. Außerdem sind die auf das Gelenk wirkenden Hebelkräfte wegen der Länge von Ober- und Unterschenkel besonders stark.

Das Kniegelenk ist das größte Gelenk des menschlichen Körpers. Es hat keine reine Scharnierfunktion wie unser schematisches Beispielgelenk. Das Knie lässt sich zwar wie ein Scharnier beugen und strecken, aber bei gebeugtem Knie können wir außerdem Unterschenkel und Fuß nach innen und außen stellen (Unterschenkelrotation).

Knöcherner Aufbau

Der Kniegelenkbereich wird von vier Knochen gebildet (Abb. 5):

1. Vom unteren Teil des Oberschenkelknochens, der Oberschenkelrolle
2. Vom oberen Teil des Schienbeins, der Schienbeinkopfgelenkfläche
3. Vom Wadenbeinköpfchen (hat keinen Anteil an der Kniegelenkfunktion)
4. Von der Kniescheibe, die mit ihrer Rückfläche auf der Oberschenkelrolle gleitet

Die Gewichtsbelastung des Kniegelenks geht von der Oberschenkelrolle auf den Schienbeinkopf.

Das Wadenbeinköpfchen hat keine Bewegungsfunktion für das Kniegelenk und hat keine Gewicht tragende Funktion. Es kann an der Außenseite des Kniegelenks getastet werden (Abb. 6).

Die Kniescheibe – ein Knochen in einer Sehne

Die Kniescheibe (Patella), die wir an der Vorderseite des Kniegelenks tasten können, bewegt sich bei Beugung und Streckung des Kniegelenks. Beim Strecken scheint sie entlang der Oberschenkelrolle mehr nach oben zu wandern, beim Beugen nach unten (Abb. 7, 8). Tatsächlich ist sie eine knöcherne Einlagerung in der Sehne des vierköpfigen Oberschenkelmuskels (Musculus quadrizeps), dem kräftigsten Muskel an der Oberschenkelvorderseite. Wenn wir das Bein ganz gestreckt hinlegen und den Muskel der Oberschenkelvorderseite entspannen, kann die Kniescheibe mit der Hand seitlich hin und her bewegt werden. Sobald das Kniegelenk in einer leichten Beugung gehalten wird, spannen wir auch den vorderen Oberschenkelmuskel an, und die Kniescheibe kann

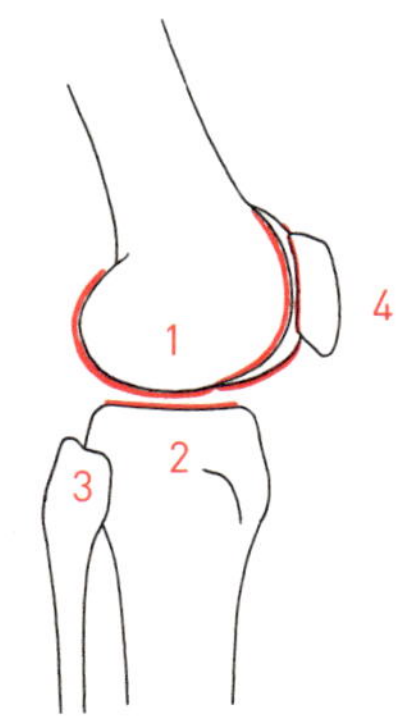

Abb. 5
Knöcherne Anteile des Kniegelenks.
1. Oberschenkelknochen
2. Schienbeinknochen
3. Wadenbeinknochen
4. Kniescheibe
Oberschenkelknochen (1) und Schienbeinknochen (2) bestimmen die Gelenkfunktion und tragen die Gewichtsbelastung.

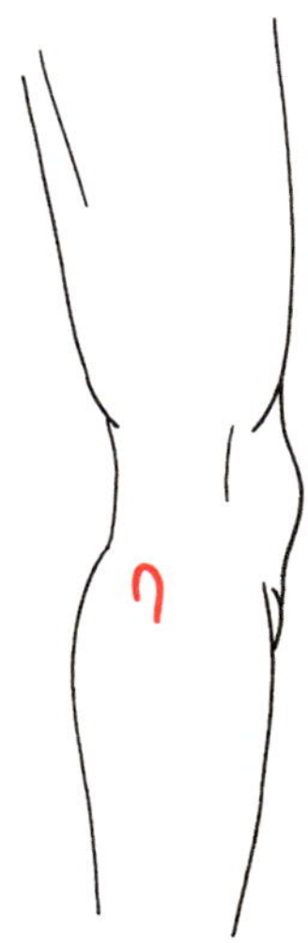

Abb. 6
Wadenbeinköpfchen.
Es ist an der Außenseite des Kniegelenks zur Kniekehle hin zu tasten

nicht bewegt werden. Sie wird nun durch die Muskelspannung mehr oder weniger fest gehalten, und eine seitliche Bewegung der Kniescheibe wird dadurch verhindert.

Solche knöchernen Einlagerungen in Sehnen sind an den Stellen des Körpers ausgebildet, an denen die Muskelkraft in ihrer Wirkrichtung umgelenkt werden muss. Ohne die Einlagerung der Kniescheibe müsste die Sehne des Oberschenkelmuskels stets über den Knochen der Oberschenkelrolle ziehen. Der Effekt wäre so, als wenn ein Faden über einer Tischkante hin und her gezogen und schon nach kurzer Zeit aufgerieben würde. Durch die Ausbildung der Kniescheibe wird die Kraft der Muskeln nun über zwei gleichartige (knöcherne) Partner übertragen.

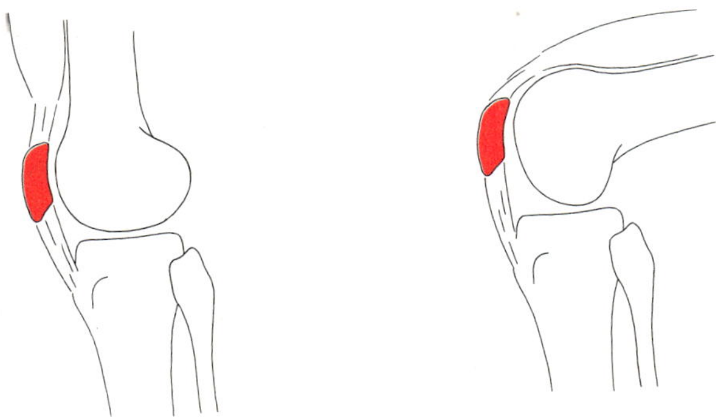

Abb. 7 + 8
Lageveränderung der Kniescheibe bei Bewegung.
Die Bewegung der Kniescheibe entlang der Oberschenkelrolle bei Beugung und Streckung des Kniegelenks ist zu sehen und zu tasten.

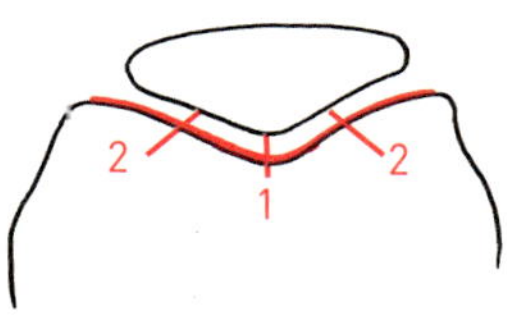

Abb. 9
Querschnittsbild durch Kniescheibe und Oberschenkelrolle an der Vorderseite.
Die Oberschenkelrolle hat ein Gleitlager (rot) mit Vertiefung, in dem die Kniescheibe mit ihrer dicksten Stelle, dem First (1), und den beiden Kniescheibenflächen, den Facetten (2), geführt wird.

Durch die spezielle Form von Kniescheibenrückfläche und Oberschenkelrolle wird die Kniescheibe außerdem noch knöchern geführt. Zum Gelenk hin hat die Kniescheibe eine Verdickung in der Mitte (First) und zwei seitliche Flächen. Passend hierzu ist vorne an der Oberschenkelrolle ein Gleitlager für die Kniescheibe ausgebildet. Das Gleitlager hat mittig eine Führungsrinne, in der der Kniescheibenfirst und die beiden Kniescheibenflächen (Facetten) geführt werden (Abb. 9). Bei einer fehlerhaften knöchernen Anlage (Patelladysplasie) kann es zu Fehlstellungen der Kniescheibe bis zur Kniescheibenverrenkung (Patellaluxation) kommen.

Oberschenkelrolle und Schienbeinkopf – zwei Knochen passen nicht zueinander

Die Gelenkflächen von Oberschenkelrolle und Schienbeinkopf, also die großen, Last tragenden Gelenkflächen des Kniegelenks, müssen besonders betrachtet werden: In der seitlichen Ansicht zeigt sich die Rundung der Oberschenkelrolle. Nach hinten hin hat die Rolle einen immer kleiner werdenden Krümmungsradius, ähnlich dem Krümmungsverlauf einer Schnecke. Diese Rundung der Oberschenkelrolle passt nicht zur Form der Gelenkfläche des Schienbeinkopfes.

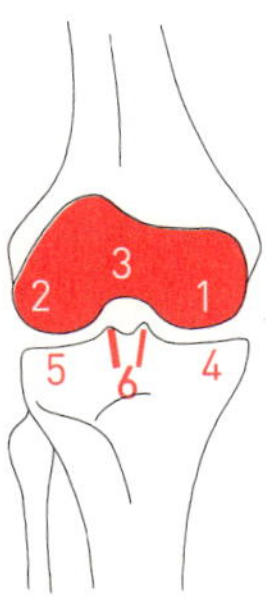

Abb. 10
Frontansicht des Kniegelenks.
Die Oberschenkelgelenkfläche zeigt einen innenseitigen (1) und außenseitigen (2) Rollenanteil, zwischen dem eine Grube (3) ausgebildet ist. Die Schienbeinkopffläche ist innenseitig (4) und außenseitig (5) nur wenig gehöhlt. In der Mitte zeigt sie zwei knöcherne Ausziehungen (6) als Ansatzpunkte für die Kreuzbänder.
Rot: Vorderer Anteil der Gelenkfläche des Oberschenkels

In der Ansicht von vorne (Abb. 10) lassen sich ein innenseitiger (medialer, 1) und außenseitiger (lateraler, 2) Rollenanteil unterscheiden. Die Schienbeinkopffläche hat in den Anteilen, die der innenseitigen und außenseitigen Rolle gegenüberliegen (4, 5), eine weniger ausgeprägte Höhlung. Zwischen den beiden Anteilen der Oberschenkelrolle ist eine Grube (Fossa, 3) ausgebildet.

Die Gelenkpartner Oberschenkelrolle und Schienbeinkopf passen also in beiden Ansichten – von vorn und von der Seite – nicht exakt aufeinander, und der Kontakt der Gelenkflächen von Oberschenkel und Unterschenkel ist jeweils nur an zwei Punkten gegeben. Dadurch ist die knöcherne Gelenkführung unzureichend. Eine weitere Konsequenz dieser knöchernen Ungleichheit wäre eine maximale Belastung der Kontaktpunkte, wenn nicht eine andere Struktur Ausgleich schaffen würde.

Die Menisci – Verbesserung der Kraftübertragung und Stabilisierung

Der Ausgleich dieser je nach Gelenkstellung veränderlichen Ungleichheit der Gelenkpartner wird durch die halbmondförmigen Menisci geschaffen (Abb. 11). Entsprechend der Form der Knochenpartner hat das Kniegelenk einen Innenmeniskus und einen etwas kleineren Außenmeniskus. Die Menisci sind Knorpelscheiben. Sie bestehen aus einem Geflecht von Fasern. Im Querschnitt durch einen Meniskus zeigt sich zum Knieinneren hin ein schmaler werdender Rand. Nach außen hin (Meniskusbasis) ist der Meniskus breiter, und nur dort wird er von Blutgefäßen ernährt.

Die Menisci gleichen die Form der Gelenkpartner aus, sie vermeiden eine punktuelle Druckbelastung, sorgen für gleichmäßige Kraftübertragung und Stabilisation des Gelenks. Durch ihre Form verhindern sie, dass Oberschenkel und Unterschenkel gegeneinander nach vorne, hinten oder zur Seite gleiten. Dies bezeichnet man auch als Bremsschuhfunktion, vergleichbar dem Bremsschuh an einem Rad.

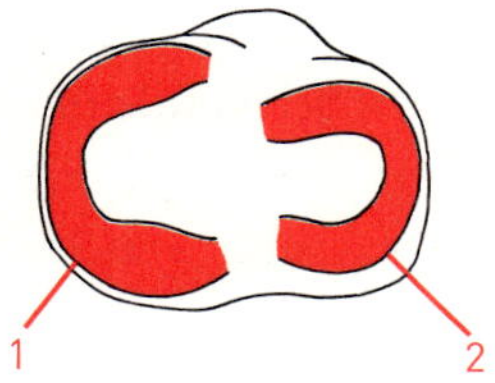

Abb. 11
Aufsicht auf die Schienbeinkopfgelenkfläche mit Menisci (rot).
Der Innenmeniskus (1) ist größer als der Außenmeniskus (2).

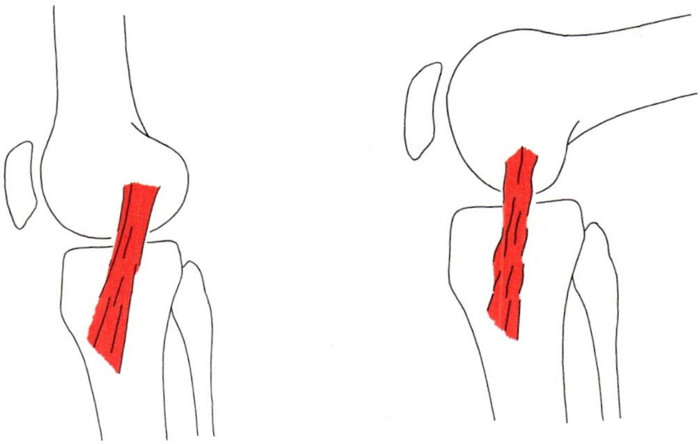

Abb. 12 + 13
Ansicht von der Innenseite.
Die Seitenbänder sind bei voller Streckung gespannt. (Inneres Seitenband rot) Bei Beugung sind sie entspannt, sodass Rotationsbewegungen des Unterschenkels möglich werden.

Bänder in alle Richtungen

Die Bandverspannung des Kniegelenks lässt sich in drei Gruppen unterteilen:

1. Seitenbänder
2. Kreuzbänder
3. Bandverspannung der Kapsel

1. Seitenbänder zur seitlichen Führung

Die Schemazeichnung (Abb. 14) zeigt den Verlauf der Seitenbänder. Zum einen sind sie am Oberschenkelknochen befestigt, zum anderen am Unterschenkel, und zwar innenseitig am Schienbein und außenseitig am Wadenbeinköpfchen. Das innenseitige (mediale, 1) Seitenband ist außerdem mit der Gelenkkapsel und dadurch auch mit dem Innenmeniskus verwachsen.

Die kniekehlenwärts kleiner werdende Gelenkrolle des Oberschenkels sorgt dafür, dass die Seitenbänder nur bei voller Streckung des Gelenks angespannt sind (Abb. 12, 13). Mit zunehmender Beugung des Kniegelenks schwindet die Anspannung der Seitenbänder, und das Kniegelenk wird für Seitenbewegung (z. B. Unterschenkelrotation) lockerer. Bei gebeugtem Kniegelenk kann der Unterschenkel nach innen und außen gedreht werden. Dies wird erkennbar durch die Stellung des Fußes nach innen oder außen. Ist ein Seitenband verletzt (überdehnt oder zerrissen), so hat das Kniegelenk bei Streckung keinen ausreichenden seitlichen Halt und kann zur Seite wegknicken (Abb. 15).

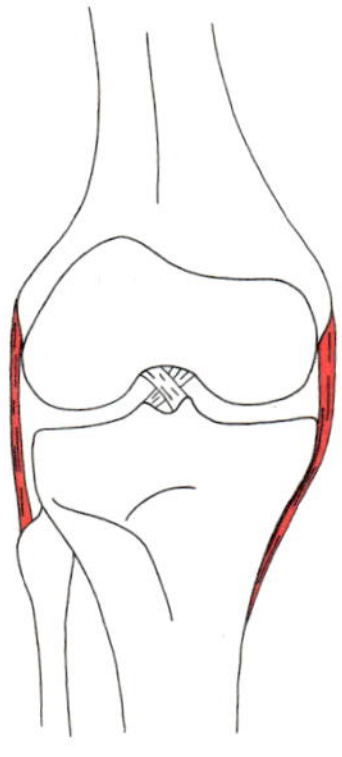

Abb. 14
Seitenbänder.
Die Seitenbänder (rot) verlaufen innenseitig (1) zum Schienbeinkopf und außenseitig (2) zum Wadenbeinköpfchen und zum Schienbeinkopf. Sie dienen der seitlichen Stabilität bei gestrecktem Kniegelenk.

2. Zwei Kreuzbänder sichern

Zur Sicherung des Kniegelenks gegen Verrenkungen nach vorne und hinten sind im Gelenk zwei Kreuzbänder. In der Ansicht von vorne ist der Verlauf dieser Bänder kreuzförmig (Abb. 16). Das vordere Kreuzband verläuft von der Innenseite der äußeren Oberschenkelrolle zu einer innenseitigen Erhebung am Schienbeinkopf. Das hintere Kreuzband hat die entgegengesetzte Verlaufsrichtung. Es verläuft von der innenseitigen Oberschenkelrolle zu einer etwas mehr nach außen und hinten liegenden Erhebung am Schienbeinkopf.

Durch ihren speziellen Verlauf sichern die Kreuzbänder nicht nur die Bewegung des Schienbeinkopfs nach vorne und hinten und verhindern dadurch eine Verrenkung (Luxation) und Instabilität des Kniegelenks, sondern sie sichern auch die Rotationsbewegungen des Unterschenkels.

Bei Verlust der Kreuzbänder kommt es zu einer Unsicherheit bei Verdrehpositionen des Kniegelenks.

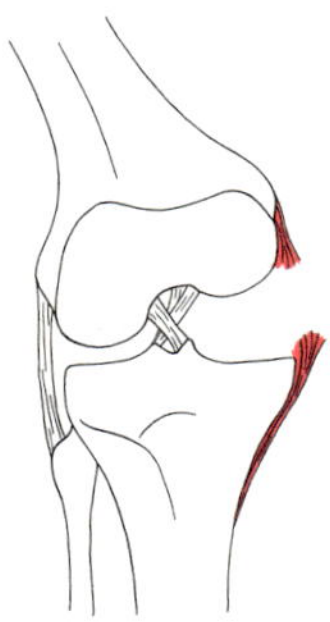

Abb. 15
Seitenbandriss
Ist ein Seitenband gerissen (rot), so verliert das Kniegelenk den seitlichen Halt. In Streckstellung kann das Kniegelenk seitlich wegknicken.

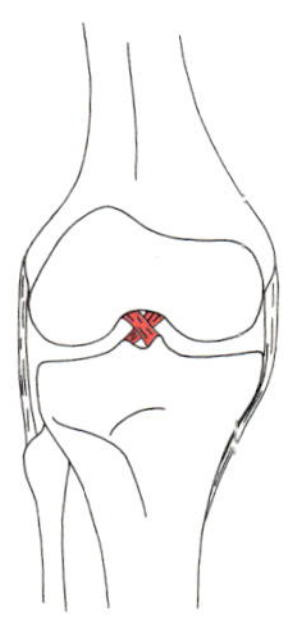

Abb. 16
Frontansicht des Kreuzbandverlaufs.
Vorderes (1) und hinteres (2) Kreuzband (rot) verlaufen in der Frontansicht kreuzförmig zueinander.

3. Bandzüge der Kapsel haben ergänzende Funktion

Eine zusätzliche Sicherung gegen Rotation bei Streckung und leichter Beugung bewirken die bandartigen Kapselzüge (dorsale Kapselschale) der Kniekehle (Abb. 17). Sie sorgen dafür, dass der Schienbeinkopf bei Drehbewegung nicht nach vorne verrenkt (luxiert). Sie haben allerdings nur eine schwache Haltefunktion und können lediglich die Stabilität des übrigen Bandapparats ergänzen. Der Innenmeniskus ist mit den Kapselzügen verwachsen. Dies ist für die Verletzungsanfälligkeit entscheidend. Der kleinere Außenmeniskus kann sich ohne Fixierung durch ein Seitenband bei Drehbewegungen in eine freie Position bringen, der teilweise fixierte Innenmeniskus kann dies nicht schnell genug oder nicht ausreichend tun. Dadurch kann es zu einer Einklemmung des Innenmeniskus zwischen Oberschenkelrolle und Schienbeinkopf und Rissbildung kommen.

Die Schleimhaut – Innenauskleidung der Kniegelenkkapsel, Grundlage für Ernährung wie auch Entzündung

Die Kniegelenkkapsel umschließt das Gelenk und grenzt es gegen die Umgebung ab. Zum Oberschenkel hin und zur Innen- und Außenseite befinden sich Ausstülpungen (Rezessus). Die Kap-

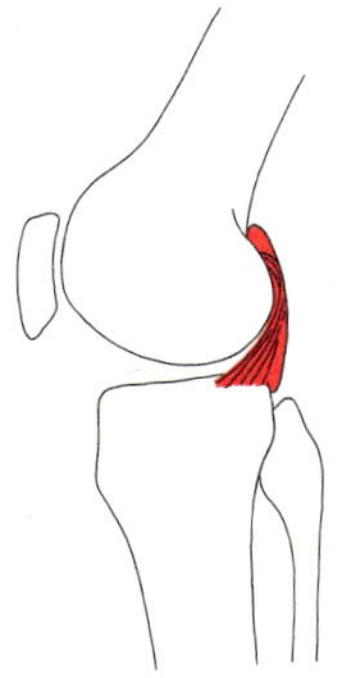

Abb. 17
Bandverspannung der Kapsel.
Die bandartigen Kapselzüge (rot) in der Kniekehle sorgen für eine zusätzliche Stabilität des Gelenks.

sel ist innenseitig mit einer Schleimhaut (Synovialis) ausgekleidet, die die Kniegelenkflüssigkeit (Synovia) produziert. Diese Gelenkschmiere dient zur Ernährung der im Gelenk gelegenen Strukturen (Menisci, Knorpel), da im Gelenk selbst keine Blutgefäße verlaufen. Nur die Schleimhaut hat als Innenauskleidung der Gelenkhöhle Blutgefäße.

An der Schleimhaut können Reizungen und Entzündungen auftreten: Dann ist die Schleimhaut vermehrt durchblutet, und es bilden sich zusätzliche Blutgefäße aus. Die Schleimhaut erscheint dann gerötet, mitunter auch verdickt. Durch übermäßige Blutgefäße der Schleimhaut wird vermehrt Flüssigkeit in das Gelenk abgesondert; es bildet sich ein Erguss.

Der Kniegelenkerguss – die Schwellung im Knie

Bei einem Erguss erscheint das Kniegelenk insgesamt verdickt und unförmig (Abb. 18). Die Kniescheibe ist von ihrem Gleitlager abgehoben. Der Kniegelenkerguss wird vom Patienten oft als Spannung und Schwellung beschrieben. Er kann im Vergleich zum gesunden anderen Kniegelenk leicht erkannt werden und ist gut dadurch zu tasten, dass die Kniescheibe nicht unmittelbar auf der Oberschenkelrolle anliegt, sondern durch die Flüssigkeit herabgedrückt werden muss. Dieses Herunterdrücken wird als «Tan-

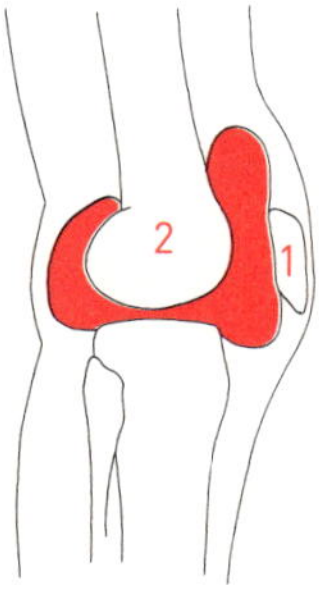

Abb. 18
Kniegelenkerguss.
Durch die Schwellung des inneren Kniegelenkraums wird die Kniescheibe (1) von der Oberschenkelrolle (2) abgehoben. (Kniegelenkerguss: rot) Bei leichtem Druck auf die Kniescheibe merkt man, wie die Kniescheibe durch den leichten Widerstand der Flüssigkeit hindurch gegen die Oberschenkelrolle gedrückt werden kann und bei Nachlassen des äußeren Drucks wieder von der Kniegelenkflüssigkeit nach oben bewegt wird (Tanzen der Patella).

zen der Patella» bezeichnet. Schmerzt das Kniegelenk, und ist es außer der Schwellung auch noch gerötet und überwärmt, so sind schon äußerlich alle Zeichen einer Entzündung festzustellen.

Knorpel für die Bewegung – Bewegung für den Knorpel

Ein wichtiger Faktor für die nahezu reibungsfreie Bewegung des Kniegelenks ist der Knorpelüberzug der Gelenkflächen. Durch den Knorpel erscheint die Gelenkfläche glänzend weißlich und glatt. Die Ernährung erfolgt durch eine Durchsaftung mit Gelenkschmiere. Bei Bewegung und Wechsel der Druckbelastung wird Gelenkflüssigkeit an den Knorpel gepumpt. Gleichzeitig werden Stoffwechselabfallprodukte (Schlacken) abtransportiert. Dieser Ernährungsvorgang durch Wechseldruckbelastung ohne Durchblutung wird auch Diffusion genannt. Für die Knorpelernährung sind also sowohl die Gelenkschmiere als auch die Bewegung wichtig.

Untersuchungsverfahren

Neben der Befragung zur Krankengeschichte, der äußeren Beurteilung der Kniegelenke und der Prüfung der Kniegelenkfunktion (dies alles wird als klinische Untersuchung bezeichnet), gibt es eine Reihe von apparativen Untersuchungsverfahren, die Klarheit über eine Kniegelenkerkrankung bringen können und je nach Fragestellung herangezogen werden. Außerdem wird in diesem Kapitel Grundsätzliches zu operativen Maßnahmen (Kniegelenkspiegelung; offene Operation) erläutert.

Klinische Untersuchung

Bei der Untersuchung des Kniegelenks von außen mit Auge und Hand kann lediglich geprüft werden, ob das Kniegelenk geschwollen und an einzelnen Stellen druckempfindlich ist oder ob die Bewegung in bestimmten Richtungen und beim Verdrehen schmerzhaft ist. Von der äußerlichen Untersuchung können nur in Verbindung mit den anamnestischen Angaben (Krankheitsverlauf) Rückschlüsse gezogen werden, welche Schädigung im Inneren des Kniegelenks vorliegt. Die Treffsicherheit der Diagnose hängt von der Erfahrung des Untersuchers und der Ausprägung der Beschwerden ab. Bei wechselnder Beschwerdesymptomatik können mitunter bei der Untersuchung nicht genau die Schmerzen ausgelöst werden, die sonst die Beschwerden kennzeichnen. Bei der klinischen Untersuchung verbleibt schließlich immer eine Unsicherheit, da die im Kniegelenk liegende Verletzung nicht gesehen werden kann. Mit Hilfe der Untersuchungsbefunde können lediglich Rückschlüsse gezogen werden.

Punktion

Liegt eine Gelenkschwellung vor, so kann die Untersuchung der Gelenkflüssigkeit wichtige Aufschlüsse über die Erkrankung geben und für die weitere Behandlung maßgeblich sein. Dabei ist es gleichgültig, ob die Schwellung allmählich begann und bereits wiederholt aufgetreten ist oder ob das Kniegelenk nach einem Unfall plötzlich dick geworden ist.

Bei der Punktion wird mit einer Nadel die Flüssigkeit aus dem Kniegelenk abgezogen. Um die Nadel zu setzen, ist keine Betäubung notwendig. Aus dem Gelenk wird so viel Flüssigkeit wie möglich abgezogen. Schon die Farbe des Punktats kann Hinweise auf die Erkrankung geben. Zusätzlich wird die gewonnene Flüssigkeit in der Regel mikroskopisch untersucht und auf Keime geprüft.

Röntgen

Eine Röntgenuntersuchung kann nur die kalkhaltigen Strukturen zeigen. Die Abbildung kommt dadurch zustande, dass Röntgenstrahlen kalkhaltige Substanzen, wie z. B. Knochen, weniger gut durchdringen und abgeschwächt werden. Diese Strukturen sind also aufgrund ihrer Strahlenabschwächung auf dem Röntgenbild abgebildet.

Bei einem Strahlengang durch das Kniegelenk von vorne nach hinten kommt ein Summationsbild aller Strukturen zustande, die im Strahlengang liegen. Diese Strukturen werden auf dem Gesamtbild wiedergegeben. Anhand des Röntgenbildes kann nicht unterschieden werden, ob die abgebildeten Strukturen vorne, in der Mitte oder im hinteren Anteil des Kniegelenks lokalisiert sind, denn alle Strukturen werden ohne Berücksichtigung der Tiefe des Gelenks zweidimensional abgebildet.

Für die genaue Lagebestimmung einzelner Strukturen im Kniegelenk ist eine zweite Röntgenaufnahme aus einer anderen Richtung nötig. Üblicherweise nimmt man dazu, neben dem frontalen Bild von vorne nach hinten (a.-p. = anterior-posterior), das seitliche Röntgenbild des Kniegelenks hinzu.

Während auf dem frontalen Bild z. B. die Kniescheibe auf dem Oberschenkelknochen nur in der Überlagerung abgebildet wird, ist sie in der Seitenaufnahme separiert sichtbar. Diese lässt auch Veränderungen der Kniescheibenrückfläche erkennen (Abb. 19, 20, 20a).

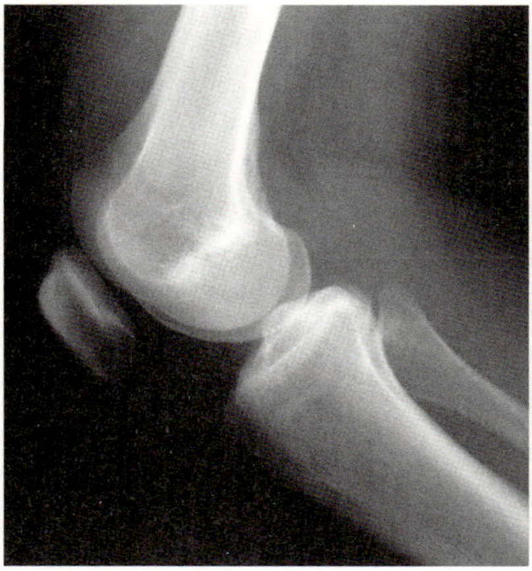

Abb. 19
Seitenaufnahme, wobei auch die Kontur der Kniescheibenrückfläche erkannt werden kann.

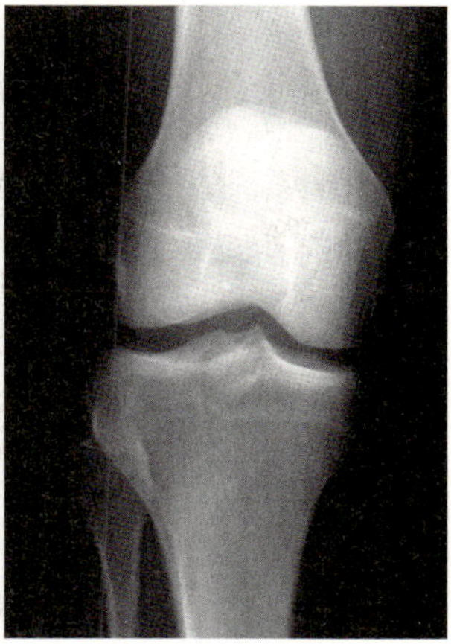

Abb. 20
Röntgenbild des Kniegelenkes in der frontalen Sicht.

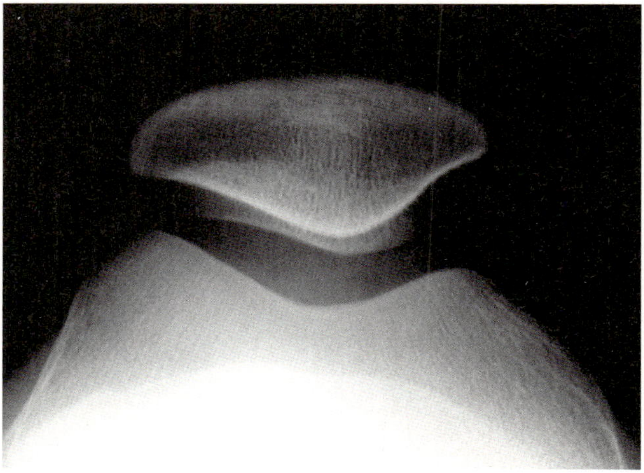

Abb. 20a
Tangentiale Röntgenaufnahme, die die Kniescheibe und ihr Gleitlager zeigt.

Computertomographie

Als eine Weiterentwicklung der Röntgentechnik kann die Computertomographie als ein relativ aufwendiges Verfahren auch Weichteilstrukturen des Kniegelenks zeigen (Abb. 21). Das bedeutet, dass die Kreuz- und Seitenbänder, die Menisci, die Muskulatur und die Kniegelenkkapsel mit Ausstülpungen sichtbar gemacht werden können. Das Kniegelenk wird in einzelnen Schichten in einer röntgenähnlichen Technik abgebildet. Diese Schichten werden einzeln mit einem Computer verrechnet und so die Strukturen des Kniegelenks dargestellt. Auch hierbei werden kalkhaltige Substanzen besonders gut abgebildet. Die Computertomographie

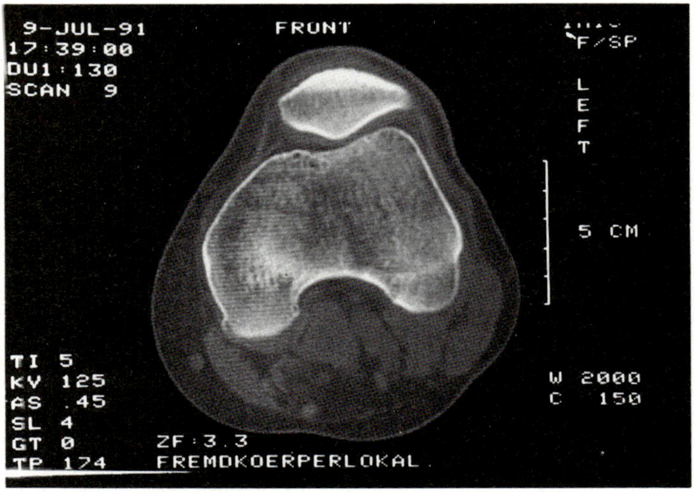

Abb. 21
Computertomographie.
Die Knochen mit umgebenden Weichteilstrukturen werden im Querschnitt dargestellt (horizontal).
Unten: Oberschenkelrolle, oben: Kniescheibe

wird zum Beispiel eingesetzt zur genauen Lokalisation und zur weitergehenden Diagnostik von Weichteilveränderungen (Verdickungen), Knochentumoren oder zur Verlaufskontrolle, zum Beispiel nach operativem Ersatz von Kreuzbändern. Die Technik ist unvergleichlich aufwendiger als eine Röntgenaufnahme und wird deswegen nur bei speziellen Problemen angewendet.

Kernspintomographie (NMR = Nuclear Magnetic Resonance; MRI = Magnetic Resonance Imaging; MRT = MR-Tomography)

Auch bei der Kernspintomographie erfolgt eine schichtweise Abbildung der Knochen- und Weichteilstrukturen des Kniegelenks (Abb. 22 + 23). Die Kernspintomographie hat eine genauere Abbildungsmöglichkeit als die Computertomographie. Sie beruht auf der Grundlage magnetischer Felder. Die Bildgebung erfolgt also ohne jegliche Strahlenbelastung und kann außerdem Weichteilveränderungen besonders gut darstellen. Sie ist das beste bild-

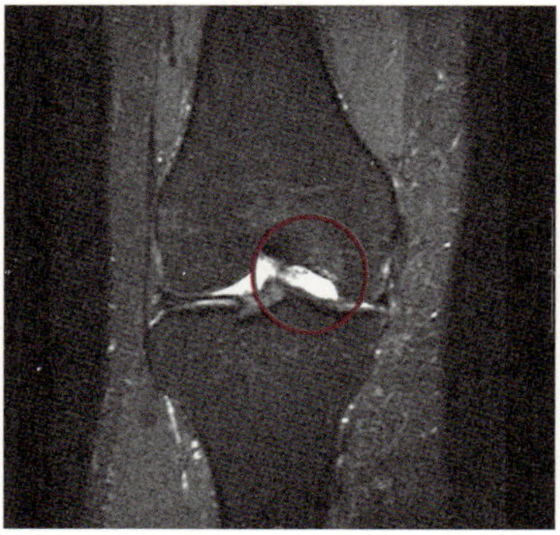

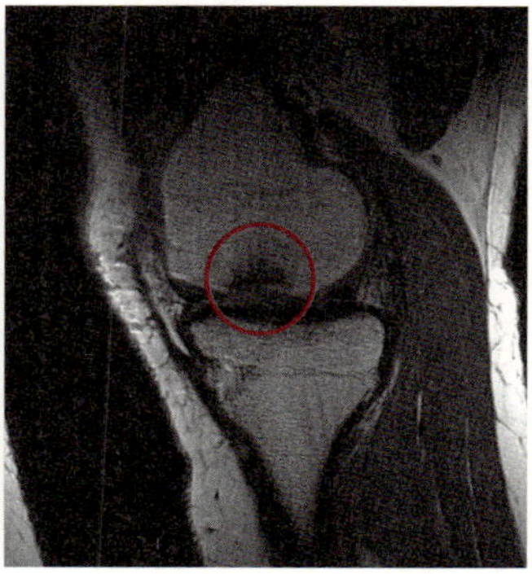

Abb. 22 + 23
In der Kernspintomographie sind Defekte der Gelenkfläche an Knorpel und Knochen und auch Veränderungen im Knochenmark zu erkennen.

gebende Verfahren, um Binnenveränderungen sicher zu erkennen, also z. B. Meniskus- oder Kreuzbandverletzungen.

Krankhafte Veränderungen im Röntgenbild

Die sogenannten Weichteile des Kniegelenks (Muskeln, Sehnen, Bänder) sind bei üblichen Röntgenaufnahmen nicht zu erkennen. Es sei denn, es liegen Kalkeinlagerungen vor: z. B. in den Bändern, vor allem nach Verletzungen, oder den Menisci aufgrund einer Stoffwechselerkrankung (Chondrokalzinose, Abb. 24 + 25).

Der Knorpel ist ebenfalls nicht zu erkennen. Es kann nur indirekt geschlussfolgert werden, dass die Knorpeldicke abgenommen hat, wenn z. B. der Kniegelenkspalt bei einer Aufnahme im Stehen mit Gewichtsbelastung verschmälert ist.

Durch Verminderung der Knorpeldicke wird der Knochen vermehrt druckbelastet. Der Knochen kann stellenweise frei liegen ohne die schützende Stoßdämpfer- und Gleitfunktion des Knorpels. Dann treten typische Veränderungen auf: Der Knochen verstärkt sich. Er lagert vermehrt kalkhaltige Substanzen ein. Im Röntgenbild zeigt sich dies als zunehmende Streifenzeichnung im Verlauf der Gelenkflächenrichtung (subchondrale Sklerosierung; Abb. 26 + 27). An den Gelenkrändern bildet der Knochen kleine Zacken, sogenannte Randzacken, die sich zu Wülsten ausbilden können und schon als Zeichen einer fortgeschrittenen Arthrose gelten (Osteophyten). Auf diese Weise wird das Gelenk deformiert. Im Weiteren bilden sich durch die Fermente (Enzyme), die aus dem zersetzten Knorpel frei werden, Löcher (Zysten oder Pseudozysten) im Knochen.

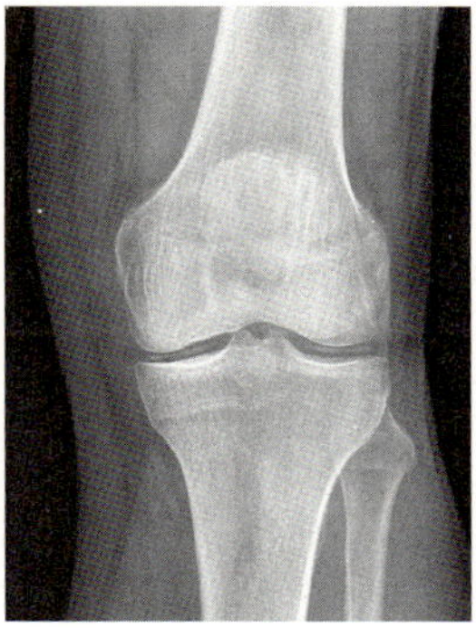

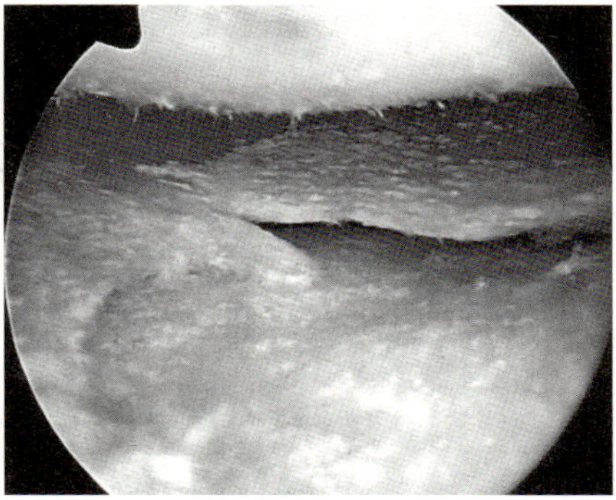

Abb. 24 + 25
Bei der Chondrokalzinose zeigt sich eine Verkalkung des Meniskus. Bei unauffälliger Struktur, ohne Kalkeinlagerung, ist der Meniskus nicht zu erkennen.

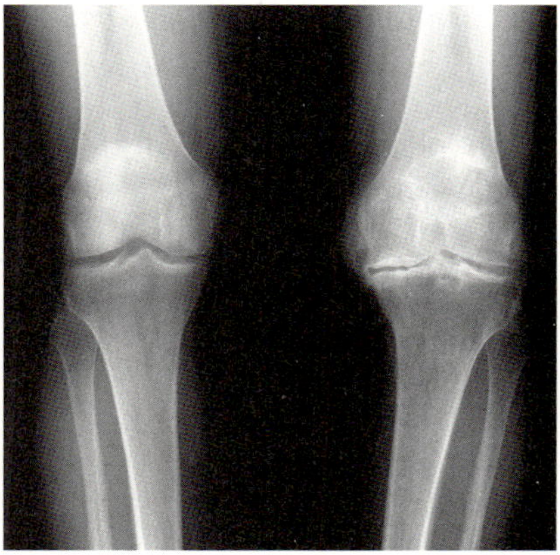

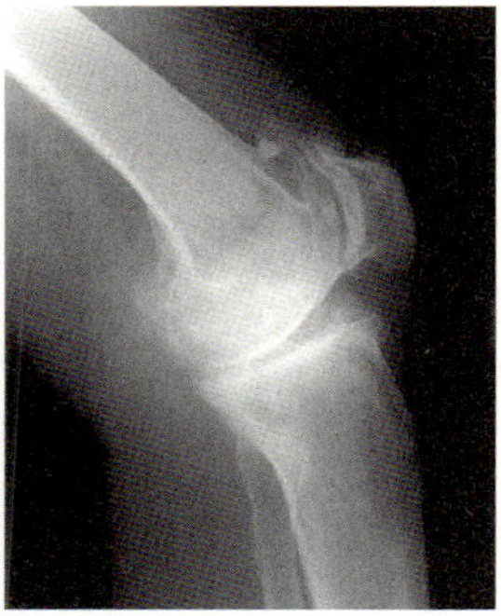

Abb. 26 + 27
Arthrosezeichen.
Verdichtung der Knochenstruktur der Gelenkfläche, Randzacken, Defekte an der Knorpel-Knochen-Übergangszone.

Ultraschalluntersuchung

Die Ultraschalluntersuchung (Sonographie) ist als nicht belastendes Diagnoseverfahren bekannt, das man sogar in der Schwangerschaft anwendet, um ein Bild von dem Ungeborenen zu bekommen. Der Ultraschall durchdringt die verschiedenen Weichteilgewebe, und die widergespiegelten Schallwellen werden auf einem Monitor als Bild dargestellt. Knochen werden von den Schallwellen nicht durchdrungen. Nur die Weichteile kommen zur Darstellung. Dadurch ist der Ultraschall eine wichtige Ergänzung zur Röntgenuntersuchung, die gerade die Weichteile nicht darstellen kann. Mit diesem Verfahren können Kniegelenkergüsse und Blutergüsse im Bereich der Muskulatur erkannt oder Ausstülpungen der Gelenkkapsel (z. B. Bakerzyste) sichtbar gemacht werden. Schließlich kann der Ultraschall auch für die Erkennung eines Meniskusrisses herangezogen werden.

Die Darstellung der Menisci ist durch die Enge des Gelenkspalts teilweise erschwert, doch kann mit der Meniskussonographie als nicht invasivem Verfahren (d. h., es muss dabei kein Eingriff im Kniegelenk selbst vorgenommen werden) die Lokalisation und Art der Verletzung eines Meniskus mit einer Treffsicherheit von etwa 80 % erkannt werden. Der Prozentsatz hängt sowohl von der

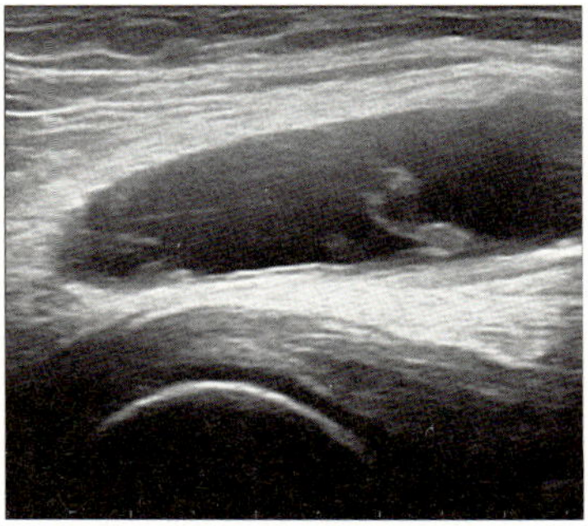

Abb. 28
Das Ultraschallbild zeigt im unteren Teil die bogenförmige Kontur der Oberschenkelrolle. Darüber sind die Weichteile gelagert, die sich als Verdichtungen (Schallreflexionen) zeigen. Innerhalb der verdichteten Struktur findet sich ein dunkler Bereich, der die Zyste darstellt.

technischen Ausstattung als auch von der Erfahrung des Untersuchers ab.

Die Ultraschalldarstellung des Kniegelenks ergänzt die übrigen Untersuchungsmethoden für die Abklärung vor einer Operation und liefert damit eine Entscheidungshilfe für das operative Vorgehen.

Operative Verfahren

Arthroskopie (Gelenkspiegelung)

Bei der Kniegelenkspiegelung wird das Kniegelenk zum einen von innen genau inspiziert, zum anderen kann bei der Kniegelenkspiegelung operiert werden. Der Schaden kann also behandelt werden.

Die Kniegelenkspiegelung ist ein operatives Verfahren, aber ein geringerer Eingriff als eine offene Kniegelenkoperation. Bei einer offenen Kniegelenkoperation wird auf der Haut ein entsprechend großer Schnitt gelegt, sodass die gewünschten Strukturen von außen zugänglich sind. Es ist verständlich, dass solche größeren Operationswunden mehr Zeit zum Heilen benötigen.

Bei der Arthroskopie wird das Kniegelenk nur durch einen

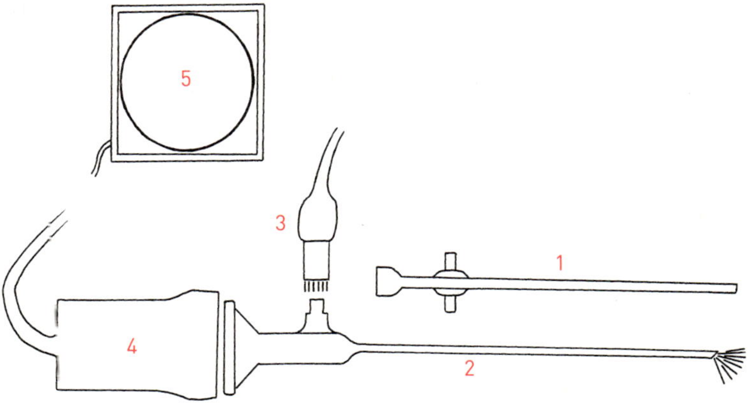

Abb. 29
Optische Instrumente für die Arthroskopie.
Führrohr der Optik (1), Optik mit Linsensystem (2), Belichtung der Optik (3), Kamerasystem (4), Arthroskopiebildschirm (5).

Stich (Inzision) geöffnet. Durch diesen Einstich wird ein Stab in das Kniegelenk gebracht, der eine Optik enthält (Abb. 29, 30). Eine Kamera überträgt durch die Optik Bilder aus dem Gelenk auf einen Bildschirm. Durch Schwenken des Stabs und Bewegen des Kniegelenks kann es in allen Anteilen genau eingesehen werden. Kleinste Verletzungen im Bereich des Meniskusrandes (Auffaserungen), oberflächliche Knorpelverletzungen, ja selbst feine Farbveränderungen, wie leichte Rötungen der Schleimhaut bei einer Reizung, werden erkannt. Der Operateur kann sich also unmittelbar ein Bild vom Kniegelenk machen.

Über einen zweiten Einstich kann ein Tasthaken eingebracht werden, um die Elastizität und Weichheit des Knorpels zu prüfen, die Spannung der Kreuzbänder zu testen oder um die Menisci abzutasten. Auf gleiche Weise können Instrumente in das Kniegelenk gebracht werden, um beispielsweise den Knorpel zu glätten oder schadhafte Anteile des Meniskus abzutragen. Man kann auch eine Probe der Schleimhaut entnehmen oder entzündete Schleimhautstellen abtragen sowie eine Behandlung von Knorpel, Meniskus oder Schleimhaut durchführen. Ebenso kann ein Menis-

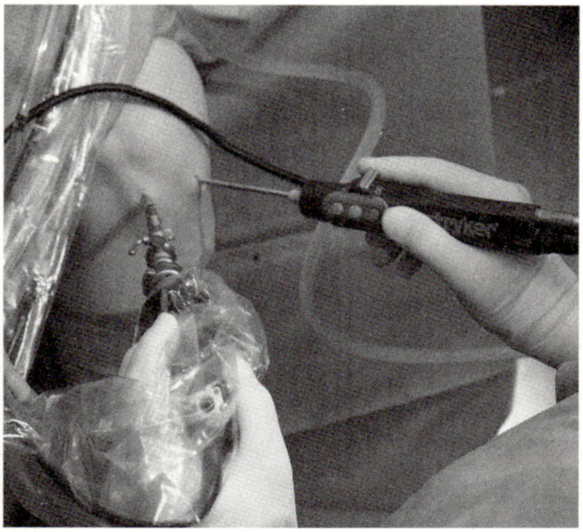

Abb. 30
Operative Aufnahme von einem Kniegelenk bei einer Arthroskopie. Links auf dem Bild die Optik mit der Kamera, rechts der Fräser (Shaver) als Arbeitsgerät.

kusriss an der Basis des Meniskus (in dem gut durchbluteten Areal = rote Zone) in einer speziellen Technik genäht werden.

Der besondere Vorteil der Arthroskopie liegt darin, dass alle Areale des Kniegelenks mit den Instrumenten gut zugänglich sind und dass unter Sicht gearbeitet werden kann.

Wenn damit gerechnet werden muss, dass nach der Kniegelenkspiegelung noch ein Erguss im Kniegelenk ist, dann wird ein kleines Röhrchen (Drainage, Redondrainage) eingelegt. Hierüber können Kniegelenkflüssigkeit und Blut aus dem Kniegelenk abgeleitet werden. Diese Ableitung von Flüssigkeit aus dem Kniegelenk und die Verhinderung einer Kniegelenkschwellung nach der Arthroskopie tragen zur schnelleren Genesung bei.

Die Arthroskopie darf als schonendes operatives Verfahren gelten, wenn durch die geübte Hand schnell und sicher operiert wird. Große Wunden werden vermieden, es werden keine weiteren Verletzungen gesetzt, und das Kniegelenk kann in der Regel schnell wieder beansprucht werden.

Im Einzelnen hängt es von der Ursache der Erkrankung ab, welche Nachbehandlung der Arthroskopie folgen muss. In der Regel ist nur kurzzeitig eine Entlastung mit Gehstützen erforderlich. Nur in besonderen Fällen erfolgt eine Ruhigstellung in einer Schiene, oder es wird nur ein begrenztes Bewegungsausmaß zugelassen.

In etwas erweiterter operativer Technik kann mit Hilfe der Arthroskopie auch ein Kreuzband ersetzt werden. Für die Verankerung des Bandersatzes aus körpereigenen Sehnenteilen muss allerdings ein entsprechender Schnitt an Unterschenkel und ggf. Oberschenkel gemacht werden.

Durch die Kniegelenkarthroskopie kann auch eine lokale Knorpel-Knochen-Veränderung (s. S. 72) mit beginnender Abgrenzung eines Knochenstücks (Osteochondrosis dissecans) behandelt werden. Je nach Fortschreiten dieses Erkrankungsprozesses muss man entscheiden, ob eine reine Anbohrung des

Herds mit dem sich abgrenzenden Knorpel-Knochen-Stück vom Kniegelenk aus, eine Refixierung oder eine Anbohrung des Herds von außen durchgeführt werden muss. Lose Knorpel-Knochen-Stücke können bei der Arthroskopie entfernt werden.

Arthrotomie (Gelenkeröffnung)

Kann die Erkrankung nicht durch eine Gelenkspiegelung behandelt werden, so wird das Kniegelenk durch einen Schnitt eröffnet. Hierbei wird in üblicher Technik operiert ohne die Sonderapparaturen, die bei der Arthroskopie eingesetzt werden. Die betreffende Stelle liegt dabei offen.

Die Nachbehandlung nach einer Arthrotomie dauert in der Regel länger als nach einer Arthroskopie. Hierbei muss berücksichtigt werden, dass auch die Operationswunde außen und innen gut verheilen muss, bevor das Kniegelenk wieder richtig belastet werden kann.

Es wird stets nur ein Kniegelenk operiert. Nur so ist es möglich, das operierte Bein vorübergehend zu entlasten und zu schonen. Die Umstellungsosteotomie wird auf S. 89, künstliche Kniegelenke werden auf S. 97 ff. behandelt.

Verletzungen, Schäden, Erkrankungen

Aufgrund des komplizierten Aufbaus des Kniegelenks und der genau aufeinander abgestimmten Funktion der verschiedenen Strukturen kann eine Vielzahl von Veränderungen zu Kniegelenkbeschwerden führen. Um zu erfahren, was bei Ihrer Erkrankung verändert ist, welche Behandlung erforderlich ist und welchen möglichen Folgen begegnet werden muss, genügt es, wenn Sie gezielt den Abschnitt lesen, der Ihre Erkrankung behandelt. Fast alle Erkrankungen können zu einem vermehrten Verschleiß – einer Arthrose – des Kniegelenks führen.

Bei frischen Verletzungen an die PECH-Regel für die Sofortversorgung denken: **P**ause, **E**is, **C**ompression und **H**ochlagern!

Meniskusverletzungen

Aufgrund ihrer Lokalisation und Beschaffenheit treten an den Menisci spezielle Verletzungen auf, die zu typischen Schmerzzeichen führen.

Wie schon gezeigt, gleichen die Menisci durch ihre Form die Ungleichheiten der Gelenkflächen von Oberschenkel und Unterschenkel aus. Sie bewirken durch ihre Keilform, dass die Oberschenkelrolle am Verrutschen auf dem Schienbeinkopf gehindert wird. Bei voller Durchbewegung des Kniegelenks beträgt die Verschiebung der Menisci auf der Unterschenkelgelenkfläche bis zu 1 cm (Abb. 31 + 32). Die Menisci dämpfen als Gelenkzwischenscheiben den Belastungsdruck zwischen Oberschenkel- und Unterschenkelknochen und schützen damit den Gelenkknorpel.

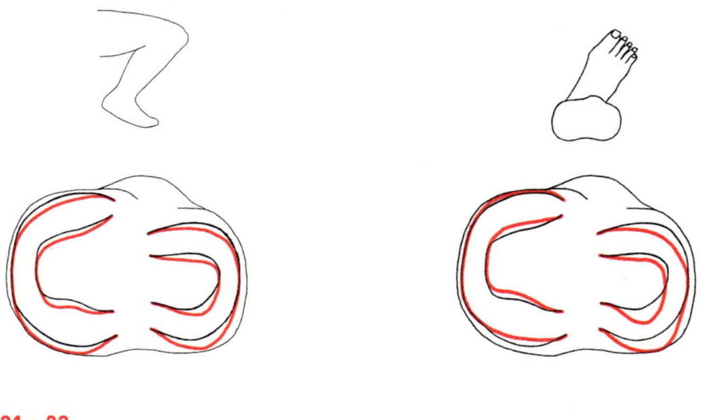

Abb. 31 + 32
Verschiebung der Menisci.
Bei Beugung verschieben sich beide Menisci in ihren losen Anteilen nach hinten, bei Rotation des Unterschenkels wird entsprechend der Stellung der Oberschenkelrolle ein Meniskus nach hinten, der andere nach vorne verlagert. An den Ansatzstellen der Menisci ist keine Verlagerung möglich.

Sie haben also eine Stoßdämpfer-, Führungs- und Stabilisationsfunktion für das Kniegelenk. Die Ernährung der Menisci geschieht überwiegend durch eine Durchsaftung mit Gelenkflüssigkeit. Nur an der Basis besteht eine Versorgung durch Blutgefäße.

Bei Bewegungen des Kniegelenks in Beugung, Streckung und Rotation können sich die Menisci der Bewegung anpassen und einer Einklemmung zwischen Ober- und Unterschenkel ausweichen. Die Verbindung der Meniskusbasis zur Kapsel gibt diesen Bewegungen nach. Allerdings ist der Innenmeniskus fester mit der Kniegelenkkapsel verwachsen als der Außenmeniskus und daher in seiner Beweglichkeit nicht ganz so flexibel wie der Außenmeniskus.

Direkte Verletzungen durch Knochenbrüche oder durch seitliche Gewalteinwirkung sind selten, häufiger treten dagegen Meniskusverletzungen durch indirekte Gewalteinwirkung auf: Bei gebeugtem Kniegelenk können die Meniskushinterhörner zwischen dem hinteren Teil der Unterschenkelgelenkfläche und den Oberschenkelrollen eingeklemmt werden (Abb. 33); bei großer Krafteinwirkung, beispielsweise durch Drehung des Unterschenkels, wird der eingeklemmte Meniskus zerrissen. Typisch

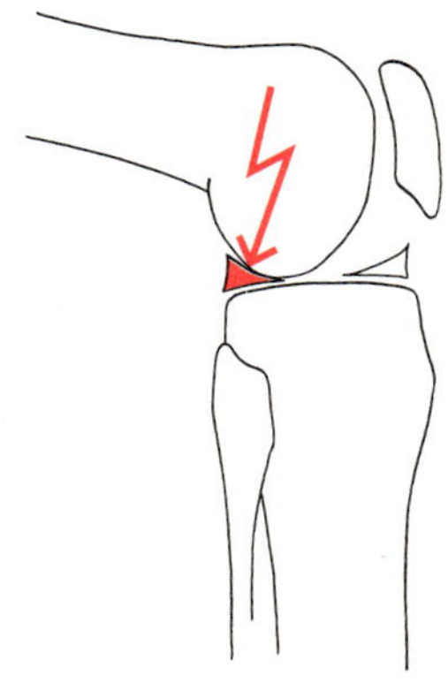

Abb. 33
Krafteinwirkungen auf die Menisci.
Bei gestrecktem Kniegelenk liegen die Menisci der Oberschenkelrolle innen- und außenseitig breitflächig an. Bei Beugung des Kniegelenks kann es zu einer vermehrten Belastung der hinteren Meniskusanteile (Hinterhorn, rot) kommen oder gar zu Einklemmungen.

ist hierfür die sogenannte Dreh-Sturz-Verletzung: Der Fuß steht mit dem Unterschenkel fest auf dem Boden, das Kniegelenk ist gebeugt, und der Oberschenkel macht unter Druckbelastung eine Drehbewegung. Das kann z.B. bei einer Wurf- oder Schussbewegung im Ballsport passieren. Dieser Mechanismus entspricht auch der Meniskusverletzung beim alpinen Skifahren. Hierbei wird der Unterschenkel bei unveränderter Position des Oberschenkelknochens in Beugestellung des Kniegelenks verdreht. Ebenso kann ein Meniskus durch plötzliche, übermäßige Überstreckungen und Beugungen des Kniegelenks eingeklemmt und eingerissen werden.

Typische Beschwerden

Die Betroffenen klagen häufig über Schmerzen in Höhe des Kniegelenkspalts. Bewegungen des Kniegelenks wie Streckung und Beugung sowie Verdrehbewegungen werden als schmerzverstärkend empfunden.

Für die Untersuchung gibt es zahlreiche Tests, um bei der äußeren Betastung und Durchbewegung des Kniegelenks auf

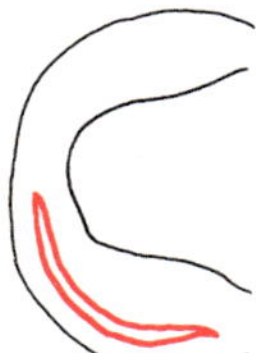

Abb. 34
Großer Längsriss vom Hinterhornbereich bis zum mittleren Anteil.

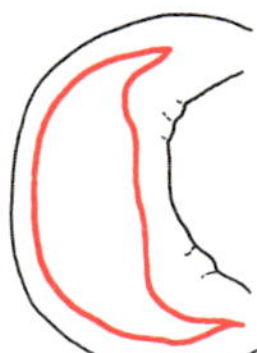

Abb. 35
Korbhenkelriss.
Der innere Anteil des gerissenen Meniskusgewebes ist in das Kniegelenk eingeschlagen und erscheint wie ein Korbhenkel.

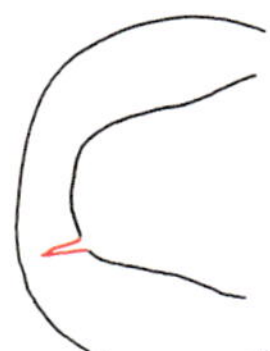

Abb. 36
Querriss oder Radiärriss.

eine Meniskusverletzung schließen zu können. So wird der Kniegelenkspalt abgetastet, um zu testen, ob der Hauptschmerzpunkt in Höhe des Gelenkspalts liegt. In Streck-, Beuge- oder Verdrehpositionen des Gelenks wird versucht, Oberschenkel- und Unterschenkelgelenkflächen aufeinanderzupressen und dadurch den Meniskus im gerissenen Anteil einzuklemmen, wodurch die Schmerzsymptomatik provoziert wird.

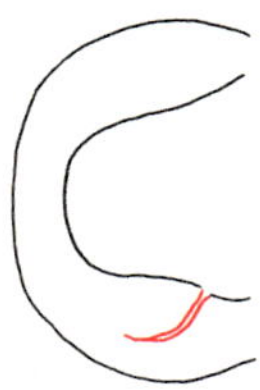

Abb. 37
Lappenriss im Hinterhornbereich.

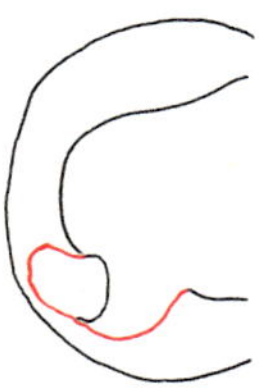

Abb. 38
Eingeschlagener Lappenriss.

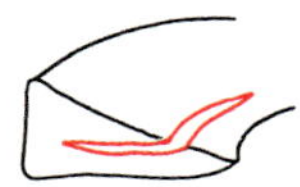

Abb. 39
Horizontalriss.
Der Querschnitt zeigt, wie der Riss horizontal in das Meniskusgewebe verläuft.

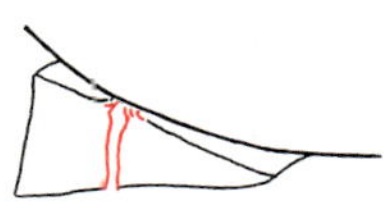

Abb. 40
Auffaserungen des Meniskusgewebes im Rissbereich.
Die Fasern reiben bei jeder Bewegung über den Gelenkknorpel und scheuern ihn ab.

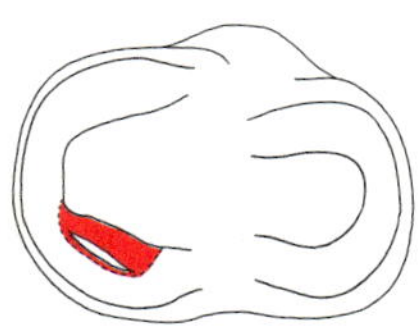

Abb. 41
Meniskusteilresektion.
Der gerissene Anteil des Meniskus wird im markierten Bereich entfernt.

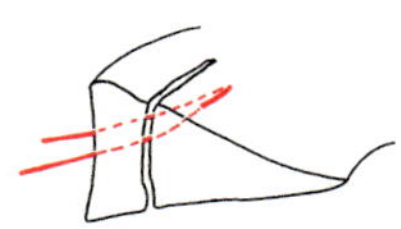

Abb. 42
Meniskusnaht.
Bei einem frischen Riss an der durchbluteten Meniskusbasis wird der gerissene Anteil wieder angeheftet. (Rot: Naht)

Verschiedene Rissformen

Je nach Gewalteinwirkung und Vorschädigung des Meniskus können verschiedene Rissformen auftreten. Am häufigsten sind Risse im Bereich des Innenmeniskushinterhorns.

Der *Längsriss* ist eine Rissform, die sich entlang der halbmondförmigen Kontur des Meniskus (Abb. 34) bildet. Er kann von ganz unterschiedlicher Länge sein, vom kleinen bis zum durchgehenden Riss vom Hinterhorn zum Vorderhorn. Schließlich kann der innere Anteil des Meniskus nach innen ins Gelenk geschlagen sein. Dann handelt es sich um einen sogenannten *Korbhenkel*-Riss (Abb. 35).

Genau die entgegengesetzte Laufrichtung zeigt der sogenannte *Querriss* oder *Radiärriss* (Abb. 36). Querrisse sind vor allem im Mittelteil des Meniskus zu finden. Sie verlaufen vom freien Rand hin zu den dickeren Basisanteilen.

Schließlich kann eine Kombination dieser Rissformen, ein sogenannter *Lappenriss* (Abb. 37), entstehen, der vom freien Rand des Meniskus ausgeht und schließlich in Längsrichtung des Meniskus verläuft. Große Lappen können aus ihrer ursprünglichen Lokalisation umschlagen und so in das Gelenk hineinragen (Abb. 38) oder sich auf die übrigen Meniskusanteile legen.

Eine weitere Rissform stellt der sogenannte *Horizontalriss* dar (Abb. 39). Ober- und Unterfläche können dabei weitgehend unauffällig aussehen. Der Riss zeigt sich wie mit einer Ober- und Unterlippe im Längsverlauf des Meniskus. Deshalb spricht man auch von einem Fischmaulriss.

Warum operieren?

Ohne weitere Behandlung führt eine Meniskusverletzung zum Verschleiß des Gelenkknorpels, also zur Arthrose. Die gerissenen Fasern des Meniskus stehen wie kleine harte Borsten hoch und reiben immer wieder über den Gelenkknorpel (Abb. 40). Dadurch wird der Gelenkknorpel an Oberschenkel und Unterschenkel abgerieben. Es können sich Schlifffurchen bilden, bis schließlich der Gelenkknorpel aufgescheuert ist und sogar Knochenanteile frei liegen.

Generell kann festgestellt werden, dass Meniskusrisse nicht wieder heilen. Um zu heilen, also wieder miteinander zu verwachsen, müsste eine Blutversorgung vorhanden sein. Der Meniskus wird aber nur an seiner Basis von Blutgefäßen aus der Kapsel ernährt, ansonsten besteht er aus einer gefäßlosen Struktur, die über eine Durchsaftung aus der Gelenkflüssigkeit ernährt wird.

Zur Behandlung muss deshalb der gerissene Meniskusanteil entfernt (reseziert) werden (Abb. 41). Dazu werden teilweise gelöste Stücke entfernt und die noch festen Meniskusanteile zu ihrem freien Rand hin und an ihrer Oberfläche geglättet.

Nur bei den seltenen Rissen an der Meniskusbasis, also in dem Bereich mit Blutversorgung, kann der Meniskus genäht werden.

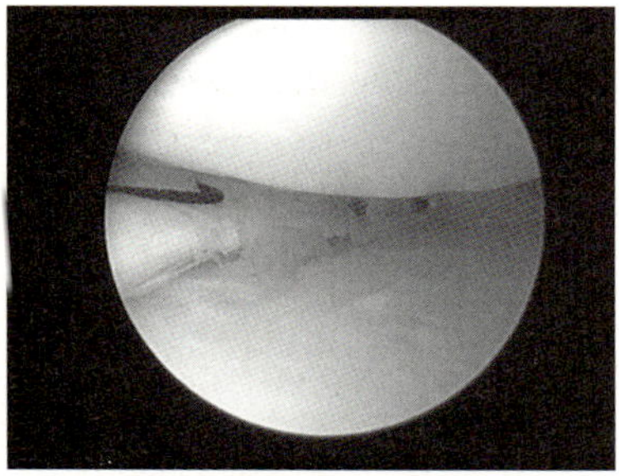

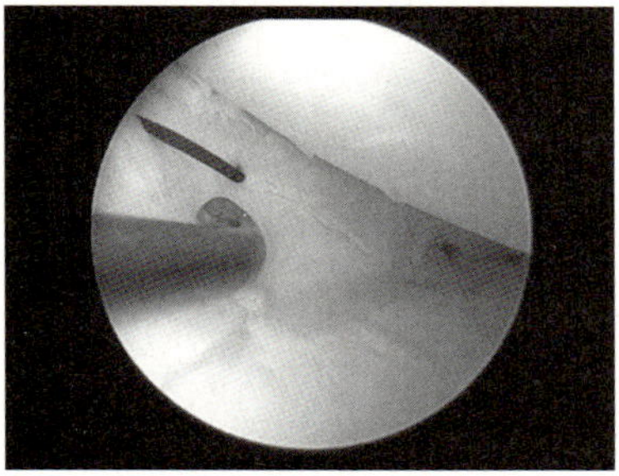

Abb. 43, 44
Der abgerissene Meniskusanteil wird mit einem Faden angeschlungen (oben), der Faden festgezogen (unten) und die Stabilität des Meniskus mit dem Prüfhäkchen getestet.

Mit einzelnen Stichen werden die zerrissenen Meniskusanteile aneinandergeheftet (Abb. 42, 44). Damit diese Anteile verheilen können, muss das Kniegelenk ruhiggestellt werden, da sonst das Gewebe im Nahtbereich ständig auseinandergezerrt würde und nicht verheilen könnte.

Degeneration oder akute Verletzung?

Meniskusrisse entstehen immer dann, wenn die einwirkende Kraft größer ist als die Belastbarkeit des Meniskusgewebes. Ein gesunder Meniskusknorpel wird nur zerrissen, wenn die Kraft entsprechend groß ist. Liegt bereits eine degenerative Veränderung, also ein Verschleiß des Meniskusgewebes vor, so können schon relativ geringe Belastungen, die sonst gut zu verkraften sind, zu einem Meniskusriss führen. In der Abgrenzung zwischen Degeneration und akuter Verletzung liegt eine Schwierigkeit bei gutachterlichen Fragen, wenn geklärt werden soll, ob eine Vorschädigung des Meniskus unfallunabhängig bestand oder nicht. Wichtig für die Klärung sind die genaue Beschreibung des Verletzungsmechanismus und die eingetretene Beschwerdesymptomatik sowie Begleitverletzungen. Es gibt auch Risse, die als sogenannte Gelegenheitsursache entstehen. Das heißt, der Riss wäre ebenso gut bei einem üblichen anderen Bewegungsablauf im Alltag aufgetreten.

Verschleißveränderungen, wie Oberflächen- und Randveränderungen des Meniskus oder eine beginnende Arthrose, sind in der Regel bereits während der Operation festzustellen. Die Gewebsuntersuchung belegt einen bereits bestehenden Verschleißprozess. Bei mikroskopischer Untersuchung sind Zeichen des verschleißbedingten Gewebeumbaus zu erkennen. Die Anerkennung der Meniskuserkrankung als Berufskrankheit besteht in der Bundesrepublik Deutschland seit 1961 für alle Untertagearbeiter, die regelmäßig eine mindestens dreijährige Untertagearbeit verrichtet haben. Bei anderen Berufsgruppen mit vermehrter

Beanspruchung des Kniegelenks wie Estricharbeitern, Parkett- und Fliesenlegern, Gärtnern, Berufsfußballspielern und anderen Hochleistungssportlern kann ein Meniskusschaden bisher als Berufskrankheit nur nach spezieller Prüfung des Einzelfalles anerkannt werden.

Liegt bereits ein vermehrter Verschleiß des Meniskus vor, kann ein Unfall allenfalls als Verschlimmerung gewertet werden. Die Prüfung erfolgt für jeden Einzelfall individuell. Wegen des häufig fortgeschrittenen Verschleißes müssen die Hoffnungen der Betroffenen auf Anerkennung berufsbedingter Krankheit oft enttäuscht werden.

Spezielle Meniskusveränderungen

Chondrokalzinose

Die Chondrokalzinose ist eine Stoffwechselkrankheit, die zu einer Veränderung des Meniskusgewebes führt. In das Meniskusgewebe lagern sich kleine Kalkpartikeln ein (Abb. 24 + 25, S. 37). Die natürliche Meniskusstruktur wird dadurch zusehends zersetzt. Der Meniskus verschleißt frühzeitig, und es kommt schließlich zu arthrotischen Veränderungen des Kniegelenks.

Die veränderten Meniskusanteile müssen entfernt werden. Oft ist eine erneute Operation notwendig, da die Kalkeinlagerung fortschreitet und weitere Anteile betrifft. Die Kalkpartikel sind oft auch in der Kniegelenkschleimhaut und im Gelenkknorpel abgelagert.

Meniskusganglien

Als Anlagestörung können im Meniskusgewebe oder in der unmittelbaren Umgebung der Meniskusbasis Veränderungen mit schleimhaltiger Zystenbildung vorkommen. Der Außenmeniskus ist häufiger als der Innenmeniskus betroffen. Die Zystenbildung ist oft als vorstehende Geschwulst tastbar.

Als Behandlung ist in der Regel nur eine Entfernung des gesamten Meniskus möglich, da sonst die Zystenbildung fortschreitet und die Beschwerden erneut auftreten.

Scheibenmeniskus

Statt der halbmondförmigen Kontur kann der Meniskus auch scheibenförmig ausgebildet sein und die gesamte Gelenkfläche des Unterschenkelteils bedecken. Hiervon ist vor allem der Außenmeniskus betroffen. Diese seltene Veränderung macht keine typischen Beschwerden. Gelegentlich klagen die Betroffenen über Schmerzen und Gehunsicherheit, mitunter zeigt sich ein Schnappen bei Durchbewegung des Kniegelenks.

Die Behandlung besteht darin, dass der betreffende Meniskus bis auf die übliche halbmondförmige Kontur verkürzt wird, damit die Gelenkfunktion ungestört ist.

Kniegelenkkapsel

Die Kniegelenkkapsel besitzt natürliche Ausdehnungen nach oben zur Vorderseite des Oberschenkels sowie zu beiden Seiten der Oberschenkelrollen (Rezessus). Sie umschließt die Kniegelenkhöhle (s. Kniegelenkerguss). In der Kniegelenkhöhle verlaufen Schleimhautfalten (Plicae synovialis), die unterschiedlich dick sein können (Abb. 45). Der oberhalb der Kniescheibe befindliche obere Rezessus wird durch eine solche Schleimhautfalte, die Plica synovialis suprapatellaris, abgegrenzt. In der Regel verbleibt eine große Öffnung des oberen Rezessus zum eigentlichen Kniegelenk. Mitunter kann aber die Schleimhautfalte übermäßig ausgebildet sein, sodass nur noch ein kleiner Verbindungskanal besteht.

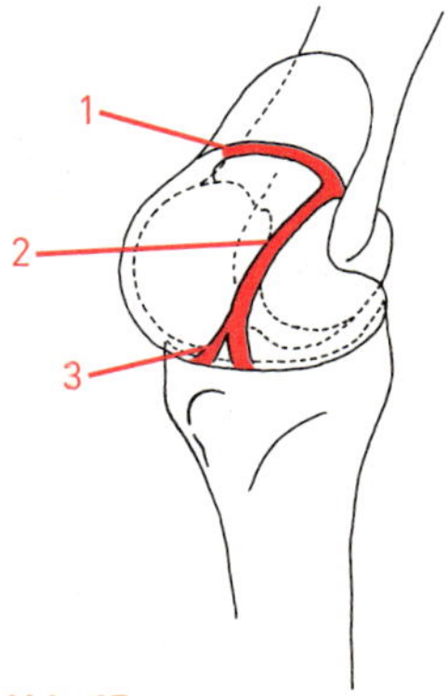

Abb. 45
Schleimhautfalten mit ihrem Verlauf im Kniegelenk (rot).
Plica synovialis suprapatellaris (1)
Plica synovialis mediopatellaris (2)
Plica synovialis infrapatellaris (3)

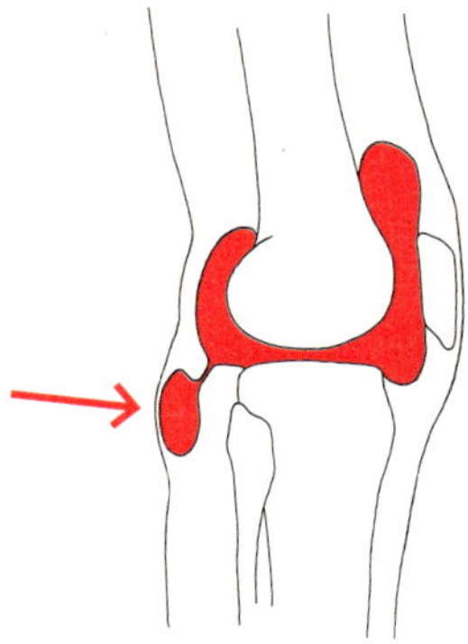

Abb. 46
Bakerzyste.
Aus der Kniegelenkkapsel kann sich Schleimhaut infolge Drucks als Zyste ausstülpen und zu einer Schwellung in der Kniekehle führen.
(rot: Kniegelenkerguss)

In der Nähe der Plica synovialis suprapatellaris kann zur Innenseite des Kniegelenks eine weitere Schleimhautfalte verlaufen, die Plica synovialis mediopatellaris. Sie reicht bis zum vorderen Anteil des Unterschenkels. Durch ihren Verlauf kann sie entlang der Lauffläche der Oberschenkelrolle reiben oder auch zwischen Kniescheibenrückfläche und Oberschenkelrolle eingeklemmt werden. Die Folge ist eine Riefenbildung im Knorpel in Scheuerrichtung dieser Schleimhautfalte. Man spricht auch vom *Plicasyndrom.* Ist diese Schleimhautfalte besonders stark ausgebildet, kann sie sogar von außen als Strang getastet werden. Durch Tasten kann die typische Schmerzsymptomatik provoziert werden.

In aller Regel sind diese Schleimhautfalten nur gering ausgebildet und verursachen keine Schmerzen. Kommt es jedoch zu Einklemmungsphänomenen oder zu einem schmerzhaften Scheuern auf der Knorpelgelenkfläche, so muss die übermäßig stark ausgebildete Schleimhautfalte entfernt werden.

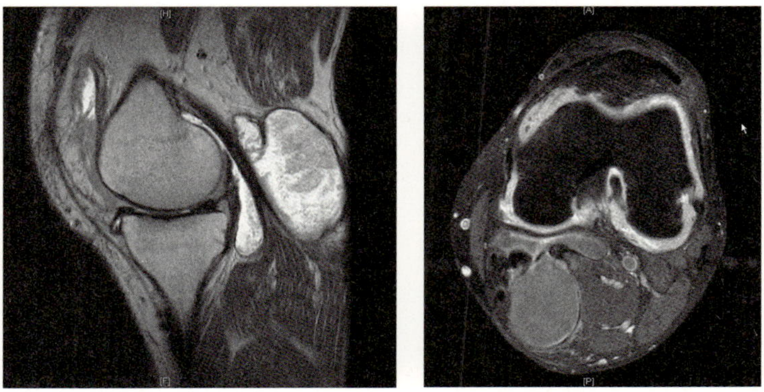

Abb. 47 + 48
Darstellung der Bakerzyste im Kernspintomogramm, oben seitliche Schnittrichtung, unten achsiale (horizontale) Schnittrichtung.

Ohne Symptomatik ist eine Schleimhautfalte vor dem vorderen Kreuzband. Diese Plica synovialis infrapatellaris kommt nicht in Kontakt mit Gelenkflächen. Sie verursacht keine Beschwerden.

Bei Schwellungen des Kniegelenks ist die Kniekehle insgesamt gleichmäßig vorgewölbt. Ein spezielles Krankheitsbild ist die sogenannte *Bakerzyste* (Kniekehlenzyste, Abb. 46–48): Durch eine Schwachstelle in der hinteren Kapsel entwickelt sich eine Kapselausstülpung in Form einer Zyste. Stielartig wölbt sich die Kapselwand durch die Muskeln an der Innenseite der Kniekehle vor. Die Patienten sprechen typischerweise von einem «Ei» in der Kniekehle, das zum Unterschenkel hin ragt und unterschiedlich stark gefüllt ist. Die flüssigkeitshaltige, nachgiebige Zyste kann oft ertastet werden.

Für die Behandlung setzt man einen Schnitt von der Kniekehle aus. Die Zyste wird dann bis zu ihrem Stiel, von dem aus sie in die Kniekehle vorgewölbt ist, entfernt. Eine arthroskopische Operation ist hierbei nicht möglich. Mitunter bildet sich eine solche Zyste trotz Operation erneut.

Eine solche Zyste kann auch als Folge anderer Erkrankungen des Kniegelenks auftreten, die mit einer Ergussbildung einhergehen. Dann wird zunächst die Grunderkrankung zu behandeln sein, damit die Schwellung zurückgeht. In der Regel genügt dann ein arthroskopischer Eingriff, und die Zyste bildet sich von selbst zurück, wenn die Ursache der Ergussbildung beseitigt ist.

Bandverletzungen

Seitenbänder

Die Seitenbänder verhindern das seitliche Aufklappen des Kniegelenks bei voller Streckung. Dadurch sind sie für die Belastungsstabilität beim Gehen und Stehen wesentlich. Bei Beugung des Kniegelenks sind die Seitenbänder locker und erlauben Drehbewegungen des Kniegelenks. Das Innenseitenband ist mit der Gelenkkapsel und diese wiederum mit dem Innenmeniskus verwachsen. Das Innenband ist weniger beweglich als das Außenseitenband.

Verletzungen der Seitenbänder treten vor allem in fast gerader Stellung des Kniegelenks auf, wenn die Bänder also relativ angespannt sind. Dann kann durch Gewalteinwirkung mit seitlicher Verbiegung des Gelenks ein Band verletzt werden. Oft kommen zusätzliche Verdrehbewegungen des Beins hinzu, wodurch die Bänder zusätzlich angespannt werden. Bei solchen Verdrehungen und Umknickbewegungen des Kniegelenks (Distorsionen) entsteht als geringste Verletzung eine Zerrung eines Seitenbandes. Es bleibt insgesamt intakt und stabil. Lediglich die Mikrostruktur des Bandes ist verändert.

Bei wiederholten Gewalteinwirkungen auf ein Band kann es schließlich zur Dehnung kommen. Die Folge ist eine ungenügende Straffheit des Bandes, ähnlich einer angeborenen Bandlaxidität (Bandschlaffheit). Sicherheit und Stabilität durch die Bandwirkung sind dann herabgesetzt. Die Festigkeit gegen Seitbewegungen des Kniegelenks ist gemindert, aber noch entsprechend der Restwirkung des Bandes teilweise erhalten.

Bei großen Krafteinwirkungen kommt es zur Zerreißung des Bandes oder zu einem Ausriss des Seitenbandes an der knöchernen Befestigung von Ober- oder Unterschenkel. Alte Seitenbandausrisse zeigen sich typischerweise in ausgeheilten Verknöcherungen des Bandsatzes (Stieda-Schatten = Verknöcherungen des Innenbandansatzes an der Oberschenkelrolle, Abb. 49).

Akute Dehnungen oder Zerreißungen von Seitenbändern werden üblicherweise durch Ruhigstellung des Kniegelenks in einer leichten Kniebeugestellung behandelt. In dieser Stellung heilen die gerissenen Teile, sodass nach etwa sechs Wochen eine ausreichend kräftige Vernarbung des Bandes entsteht und das Kniegelenk wieder zunehmend belastet werden kann.

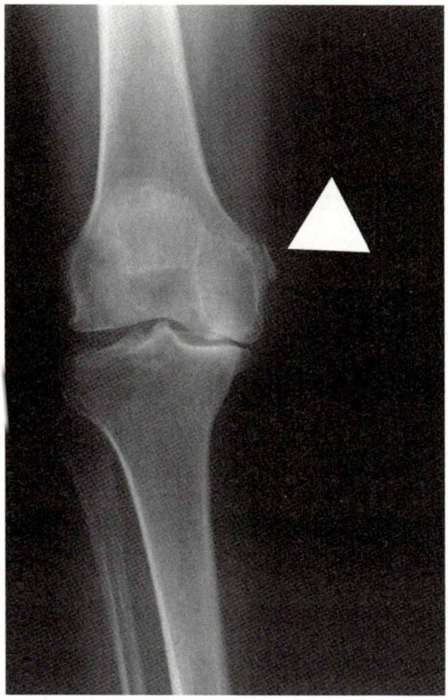

Abb. 49
Stieda-Schatten.
Vom Ansatz des Innenseitenbands ist ein knöcherner Anteil ausgerissen (Pfeil).

Kreuzbänder

Die Kreuzbänder verhindern eine Verschiebung zwischen Oberschenkel und Unterschenkel nach vorne oder hinten. Bei Einwärtsdrehen des Unterschenkels werden beide Kreuzbänder angespannt. Das vordere Kreuzband sichert den Unterschenkel gegen eine Verschiebung nach vorne und ein Auswärtsknicken des Unterschenkels, das hintere gegen eine Verschiebung nach hinten und ein Einwärtsknicken.

Nur selten reißt allein ein Kreuzband, meist wird gleichzeitig ein Seitenband oder ein Meniskus mit verletzt. Isolierte Kreuzbandrisse verursachen zudem nicht immer Dauerbeschwerden, da der übrige Bandapparat und die Menisci auch Teile der Kreuzbandfunktion zur Stabilisierung und Sicherung des Kniegelenks haben. So kann der Meniskus durch seine bremsschuhartige Form Verschiebungen des Oberschenkels gegen den Unterschenkel verhindern. Die Seitenbänder sichern gegen Umknickbewegungen, und die straffen Kapselstrukturen tragen ebenfalls zur Stabilität des Kniegelenks bei. Jedoch werden diese Strukturen beim Fehlen eines Kreuzbandes vermehrt beansprucht. Dadurch können im Nachhinein Schäden auftreten wie Überdehnungen von Band- und Kapselteilen oder ein erhöhter Meniskusverschleiß oder Meniskusrisse durch vermehrte Krafteinwirkung von Ober- und Unterschenkel auf den Meniskus. Durch Kniegelenkinstabilitäten wird schließlich ein erhöhter Verschleiß des Gelenkknorpels hervorgerufen und damit eine arthrotische Veränderung eingeleitet.

Bei Kreuzbandteilrissen, Überdehnungen oder völligen Rissen schildern die Betroffenen typischerweise eine mangelnde Stabilität des Gelenks. Es tritt das sogenannte *giving-way-Phänomen* auf. Das Kniegelenk knickt bei Belastung oder Verdrehbewegungen ein, wenn die muskuläre Sicherheit des Gelenks ungenügend ist.

Dies geschieht vor allem bei unerwarteten, nicht voll kontrollierten Bewegungen.

Bei der klinischen Untersuchung wird für die Stabilitätsprüfung des Kniegelenks der sogenannte Lachman-Test durchgeführt. In einer Beugestellung des Gelenks von etwa 25–30° (Abb. 50) wird der Unterschenkel ohne schmerzhafte Gewalteinwirkung nach vorne und hinten verschoben. Üblicherweise kann in dieser relativ entspannten Beugestellung des Gelenks eine geringe Verschiebung von bis zu 3 mm durchgeführt werden. Ebenfalls zur Stabilitätsprüfung wird der sogenannte Schubladen-Test gemacht (Abb. 51). Das Kniegelenk wird etwa 90° gebeugt, der Fuß fixiert und mit den Händen am Unterschenkel gezogen. Der Test kann zusätzlich mit Außen- und Innendrehung des Unterschenkels durchgeführt werden.

Kann der Unterschenkel um mehr als 3 mm verschoben werden, spricht man von einer Instabilität. Das Instabilitätsausmaß wird in drei Stufen eingeteilt:

Gradeinteilung	Verschieblichkeit des Unterschenkels gegen den Oberschenkel
+	3 bis 5 mm
++	bis 10 mm
+++	über 10 mm

Bei der Kombination einer Kreuzbandinstabilität mit einer Seitenbandinstabilität spricht man von einer komplexen oder Rotationsinstabilität. Dann ist gleichzeitig der Unterschenkel in Streckstellung aufklappbar (s. Seitenbänder) und das Kniegelenk bei bestimmten Verdrehstellungen des Unterschenkels instabil. Zur Prüfung wird der Schubladentest durchgeführt. Bei Instabilitäten bewegt sich der Schienbeinkopf dabei wie eine Schublade nach vorne.

Von kombinierten Instabilitäten spricht man, wenn noch weitere Bänder verletzt sind.

Je nach Ausmaß der Instabilität treten schon bei geringen Belastungen und Bewegungen Schwellneigungen und Schmerzen im Kniegelenk auf. Zur Verbesserung der Kniegelenkfunktion und zur Stabilisierung des Gelenks gibt es spezielle Muskelübungen.

Gerissene Kreuzbänder können nur selten genäht werden, da die Blutversorgung im Wesentlichen vom Oberschenkelansatz sowie von Blutgefäßen in der Kreuzbandumhüllung kommt. Gerissene Kreuzbandanteile verheilen nicht von selbst. Allenfalls können Faseranteile des einen Kreuzbandes mit dem anderen Kreuzband verwachsen. In der weit überwiegenden Zahl der Fälle liegt ein Riss am vorderen Kreuzband vor, weil es wesentlich dünner ist als das hintere. Mitunter treten auch Teilrisse und Überdehnungen eines Kreuzbandes auf.

Ein funktionsloses – gerissenes oder überdehntes – Kreuzband sollte wegen der deswegen bestehenden Instabilität des Kniegelenks und dem dadurch verursachten Verschleiß des Knorpels operiert werden.

In aller Regel wird körpereigenes Gewebe als Ersatz verwendet; man spricht dann von einer Plastik. Als Ersatzgewebe hat sich ein Anteil des Kniescheibenbandes (Lig. patellae) oder auch die Sehne von Kniegelenkmuskeln (M. semitendinosus, M. gracilis) bewährt.

Im Falle der Kniescheibensehne wird ein Drittel der Sehnenbreite mit anhängenden Knochenblöckchen aus der Kniescheibe und dem Unterschenkelkopf herausgelöst. Dieses Transplantat wird in einen Bohrkanal eingezogen, der exakt der Richtung und Verankerung des ursprünglichen Kreuzbandes entspricht. Über die Knochenblöckchen wird dieser Kreuzbandersatz sicher befestigt mit guter Spannung dieses Ersatzbandes. Die Knochenblöckchen heilen im Umgebungsknochen ein.

Die Sehnen des M. semitendinosus und des M. gracilis werden vom Schienbeinkopf herausgelöst (gestrippt), in Dopplung vernäht und in gleicher Weise wie die Kniescheibensehne in einen Bohrkanal gezogen. Die Sehne selbst wird über Fäden oder auch direkt mit Verankerungen befestigt.

Für beide Techniken gilt, dass dieser Kreuzbandersatz zwar unmittelbar Stabilität gibt, aber erst an den Verankerungsstellen anheilen und sich im Bandanteil umstrukturieren muss, um auf Dauer ausreichende Stabilität zu gewährleisten. Gewebeuntersuchungen zeigen, dass große Belastungen während dieser Umbauphase des Bandanteiles zu Überdehnungen des Implantates führen können. Dadurch entstehen auch nach Operationen Instabilitäten. Die anfällige Phase der Dehnung des Implantates wird vor allem bis zur 6. bzw. 12. Woche nach der Operation angegeben. Bei Übungen ist darauf zu achten, dass während dieser Zeit keine übermäßige Belastung auftritt. In aller Regel darf der Bewegungsumfang voll ausgenutzt werden. Es sollen aber schwere Belastungen, beispielsweise durch Krafteinwirkungen im Sprunggelenkbereich und Bewegungen des Unterschenkels gegen Widerstand,

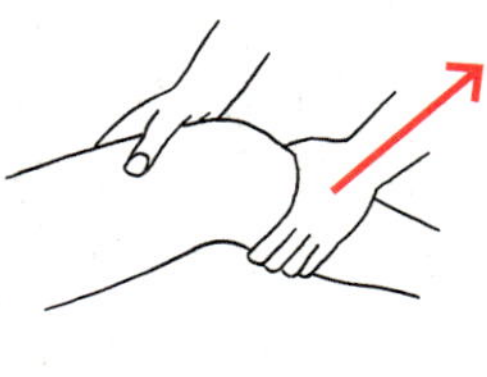

Abb. 50
Lachman-Test.
Bei geringer Beugestellung des Gelenks wird die Verschieblichkeit von Ober- und Unterschenkel gegeneinander geprüft.

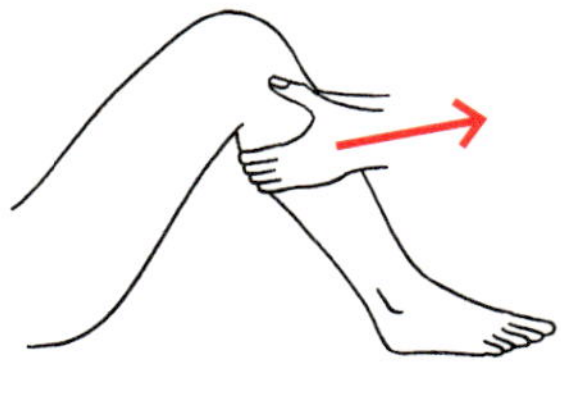

Abb. 51
Schubladen-Test.
Die Verschieblichkeit des Unterschenkels wird bei etwa rechtwinklig gebeugtem Kniegelenk geprüft. Die Prüfung wird auch bei Drehung des Unterschenkels vorgenommen.

wie beim Curler, vermieden werden. Günstig sind kontrollierte Bewegungen mit Druck über die Fußsohle, die die ganze Muskelkette des Beines gut dosiert beanspruchen, wie bei der Beinpresse.

Kombinationsverletzungen

Knochenbrüche

An der Oberschenkelrolle, an Unterschenkelkopf und Kniescheibe können Knochenbrüche auftreten (Abb. 52). Durch den Bruchspalt kommt es zum blutigen Erguss im Gelenk. Bei Knochenbrüchen im Bereich der Gelenkflächen zeigen sich im Röntgenbild oft Stufen in den Gelenklinien. Die glatte Knochenlinie des Gelenks, auf der der Gelenkknorpel haftet, ist unterbrochen. Ebenso kann es zu Ausrissen an den Kreuzband-Ansatzpunkten am Unterschenkelkopf kommen.

In der Regel muss eine Operation durchgeführt werden, um die Bruchstücke wieder exakt aneinanderzusetzen. Der Bluterguss im Gelenk wird ausgespült, da die Blutanteile den Knorpel schädigen. Wichtig ist, eine glatte Gelenkfläche herzustellen, damit nicht durch verbleibende Unebenheiten ein vermehrter Verschleiß und somit eine Arthrose des Gelenks auftritt.

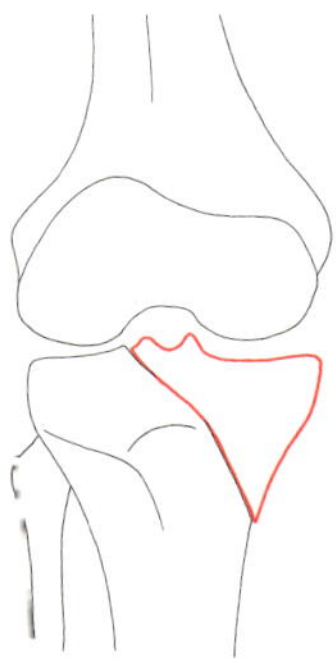

Abb. 52
Unterschenkelkopfbruch.
In diesem Beispiel ist der gebrochene Anteil verschoben.

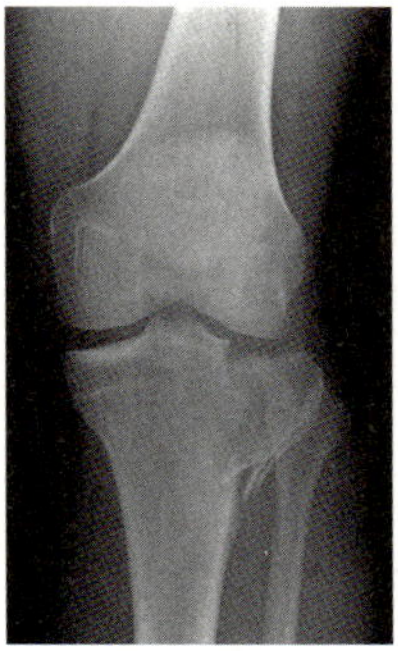

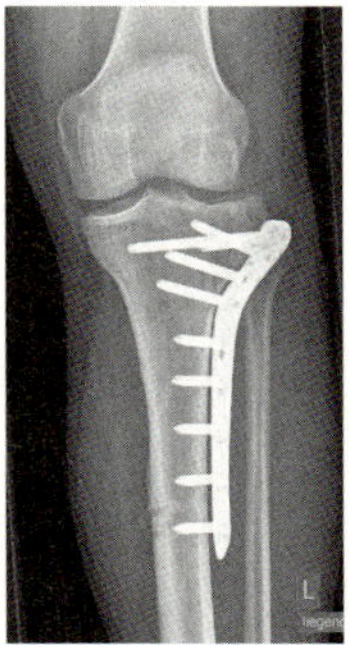

Abb. 53 + 54
Knochenbruch im Bereich des Unterschenkelkopfes mit Verschiebung der Bruchteile.
Wiedereinrichtung und Fixation der gebrochenen Anteile mit einer Platte und Schrauben.

Art und Dauer der Nachbehandlung sind von der jeweiligen Bruchform abhängig und werden je nach Verletzung bestimmt. Erst während der Operation ist genau abzusehen, wie schwerwiegend die Verletzung ist und welche Weichteilstrukturen (Bänder, Meniskus) mitbetroffen sind. Für die Entscheidung des Operateurs, was alles gemacht werden muss, sind das Vertrauen und das Einverständnis des Patienten wichtig, damit auch während der Operation entsprechend entschieden und vorgegangen werden kann.

Um die abgebrochenen Knochenanteile wieder exakt mit den übrigen Knochen in Verbindung zu bringen und relativ stabil anzuheften, werden üblicherweise Verschraubungen und Verplattungen vorgenommen. Ziel ist es, die Versorgung so durchzuführen, dass das Kniegelenk bewegt werden kann (übungsstabil). Aber auch nach optimaler Verschraubung oder Verplattung darf nicht sofort belastet werden (nicht belastungsstabil).

Bei Brüchen der Kniescheibe werden die gebrochenen Anteile zumeist mit Drähten und Drahtgurtungen (sog. Zuggurtungen) verbunden.

Gleichige Verletzungen

Neben isolierten Verletzzeitungen an einem Meniskus oder an einem Band treten mitunter auch an mehreren Strukturen gleichzeitig Verletzungen auf. Eine solche Kombinationsverletzung ist zum Beispiel ein Meniskusriss, eine Bandzerreißung, die Verrenkung der Kniescheibe und die Absprengung eines Knorpelanteils.

Die Versorgung von Meniskus- und Bandverletzungen wird auf Seite 40 f. und 45 f. beschrieben. Sind Knorpelknochenstücke abgesprengt, so hängt es von deren Größe der Anteile und dem Alter der Verletzung ab, ob sie wieder refixiert werden können. Anteile können dann nicht wieder angeheftet werden, wenn sie so klein sind, dass Schrauben oder Spezialstifte keinen sicheren Halt bieten. Ist eine Verletzung bereits älter, so hat sich das abgesprengte

Teil in seiner Kontur verändert, ebenso wie der Knochenbezirk, aus dem es gelöst wurde. Dann kann dieses losgelöste Stück ebenfalls nicht wieder fixiert werden, sondern muss entfernt werden.

Die Nachbehandlung bei Kombinationsverletzungen richtet sich nach der am schwersten wiegenden Verletzung. Diese ist also für Art und Dauer der Bewegungseinschränkung oder gar Ruhigstellung ausschlaggebend, damit das Kniegelenk seine Funktionsfähigkeit nach der nötigen Schonung wieder möglichst vollständig zurückerlangen kann.

Prellung, Schleimbeutelentzündung, Gelenkerguss

Prellungen sind oft Anlass für eine ärztliche Konsultation. Bei vielen Gelegenheiten des täglichen Lebens kommt es zu Stößen gegen das Kniegelenk, sei es, dass man mit dem Knie vor einen Gegenstand stößt, dass man beim Sport einen Tritt vor das Kniegelenk bekommt oder dass man auf das Kniegelenk stürzt. In aller Regel verursacht eine solche Prellung nur einen kurzzeitigen Schmerz, gelegentlich auch eine Schwellung der geprellten Region. Halten die Schmerzen aber an, sollte ein Arzt aufgesucht werden, um auszuschließen, dass eine Verletzung mit bleibenden Folgen aufgetreten ist.

Prellungen können ganz unterschiedlich schmerzhaft sein. An der Schienbeinvorderseite beispielsweise kann es bei einer Prellung mit nachfolgender Schwellung und Bluterguss zu einem intensiven Schmerz kommen, der bei jeder Bewegung und unter Umständen sogar in Ruhe vorhanden ist und einige Tage andauert.

Daher wird das Kniegelenk bei Prellungen häufig ruhiggestellt, beispielsweise mit einem Verband. Außerdem können auch Salben aufgebracht werden. Bei allen akuten Verletzungen ist Kühlung (Eisauflage) sinnvoll.

Zum einen wird damit die Schwellung bekämpft, zum anderen nutzt man den Kälteeffekt, um die Empfindlichkeit der geprellten Stelle herabzusetzen.

Liegt eine oberflächliche Hautverletzung vor, so sollte geklärt werden, ob man gegen Wundstarrkrampf (Tetanus) geschützt ist. Unabhängig davon sollte stets eine Desinfektion der offenen Stelle erfolgen. Leicht ätzende Substanzen sorgen für ein rasches, sauberes Abheilen.

Bei tiefer gehenden Wunden muss sichergestellt werden, dass keine Keime in der Tiefe sind. Bei Riss- und Schnittwunden ist in der Regel eine Naht erforderlich.

Eine über die geprellte Region hinausgehende Schwellung, z.B. eine Schwellung des gesamten Kniegelenks, sollte auf jeden Fall ärztlich untersucht werden. Beim Kniegelenk muss zwischen einer Schwellung im Gelenk selbst (einem Kniegelenkerguss) und einer Schwellung des Schleimbeutels vor der Kniescheibe unterschieden werden.

Schleimbeutelreizungen und -entzündungen entstehen besonders bei wiederholten Druckbelastungen, so z.B. nach längerem Knien. Durch die Reizung füllt sich ein stets vorhandener Schleimbeutel, der sonst nur als Verschiebeschicht dient, mit Flüssigkeit. Das Kniegelenk erscheint im Bereich des Schleimbeutels verdickt. Gelegentlich tritt eine Rötung auf. Der geschwollene Bereich ist druckempfindlich.

Eine Gelenkschwellung mit Ansammlung von Erguss innerhalb der Kniegelenkkapsel führt zur Verdickung des gesamten Kniegelenks. Besonders an der Vorderseite ist die Schwellung durch die Vorwölbung oberhalb der Kniescheibe leicht zu erkennen. Eine Gelenkschwellung kann die Folge von Stoßverletzungen des Kniegelenks sein, sie tritt aber auch bei Reizungen der Gelenkinnenhaut auf, z.B. bei Entzündungen oder rheumatischen Erkrankungen (S. 93f. und 96ff.). Auch eine Blutung im Gelenk kann eine Schwellung verursachen.

Jede Schwellung des Kniegelenks sollte ärztlich abgeklärt werden!

Kniescheibenerkrankungen

Angeborene Kniescheibenveränderungen

Die Kniescheibe ist als Knochen in die Sehne des vierköpfigen Oberschenkelmuskels (M. quadriceps femoris) eingelagert. Sie bildet sich aus einzelnen Knochenkernen zu ihrer dreieckigen Form. Die Knochenkerne der Kniescheibe erscheinen zwischen dem 3. und 7. Lebensjahr. Vorher ist die Kniescheibe im Röntgenbild nicht erkennbar. Es gibt viele anormale Formvarianten der Kniescheibe. In der Regel verursachen sie keine Funktionsstörungen. Ein unvollständiges Verwachsen der Knochenkerne miteinander (Patella partita) wird oft zufällig entdeckt. Wird ein solches Erscheinungsbild nach einem Unfall vorgefunden, so muss immer bedacht werden, dass es sich nicht um einen Knochenbruch handeln muss, sondern auch eine Anlagestörung vorliegen kann. Der Arzt erkennt dies an der Lage und der Form der Kniescheibenanteile.

Knorpelerweichung (Chondromalazie)

Hierbei handelt es sich um einen Knorpelverschleiß der Gleitfläche der Kniescheibe. Ursache kann ein vermehrter Druck auf die Kniescheibe sein. So kann sie z. B. wegen einer angeborenen Formveränderung ungünstig belastet werden. Ebenso kann aber auch das Gleitlager an der Oberschenkelrolle die Kniescheibenrückfläche beschädigen oder auch die Kniescheibe aufgrund ungünstiger Muskelzugwirkung ungleich belastet werden. Auch eine fehlerhafte Beinachse kann dieses Krankheitsbild verursachen, zumeist ist dies bei X-Beinen der Fall.

Oft treten die Beschwerden nach der Pubertät auf. Die Patienten berichten, dass die tiefe Kniebeuge schmerzhaft sei. Die Schmerzen treten vor allem auf, wenn man mit einer starken Kniebeugung sitzen muss, also bei einer tiefen Sitzfläche, wie z. B. im Kino. Bei

Anstrengungen mit Beugung des Kniegelenks und Anpressen der Kniescheibe durch die Anspannung der Oberschenkelmuskulatur werden die Schmerzen verstärkt.

Zur Behandlung müssen stets die Muskeln trainiert werden, die an der Kniescheibe ansetzen (vor allem an der Oberschenkelinnenseite, Musculus vastus medialis). Je nach Ausprägung ist eine arthroskopische Glättung des aufgerauten Knorpels der Kniescheibe sowie eine Spaltung der außenseitigen Kniegelenkkapsel zu empfehlen, damit die Kniescheibe eine bessere, mittige Position erhält.

Kniescheibenverrenkung

Zu einer Verrenkung der Kniescheibe kann es kommen, wenn die knöcherne Ausbildung von Kniescheibe und Oberschenkelrolle eine Auswanderung der Kniescheibe zur Knieaußenseite bei Beugung begünstigt oder durch eine Verletzung ihrer Bandverspannung. Es kann wiederholt zu Verrenkungen kommen, und schon bei einfacher Kniebeugung ist es möglich, dass die Kniescheibe relativ weit zur Knieaußenseite wandert. Bei X-Beinen ist die Belastung der Kniescheibe nach außen verstärkt.

Durch konservative Maßnahmen mit Bandagen kann bei wiederholten Kniescheibenverrenkungen keine Besserung erzielt werden. Wenn das Auftrainieren der Muskulatur an der Oberschenkelinnenseite nicht ausreicht, muss oft eine Operation durchgeführt werden, damit die Kniescheibe nicht zu weit nach außen wandert. Hierzu kann die Kapsel an der Außenseite gespalten oder auch mit verschiedenen Operationstechniken eine Verlagerung der Kniescheibe zur Innenseite hin erreicht werden.

Knorpel- und Knochenerkrankungen

Die Gelenkmaus (Osteochondrosis dissecans)

Schlechte Durchblutung kann zu einer Störung der Ernährung eines Knochenstücks direkt unter dem Knorpel führen. Bei noch intakter Knorpelschicht zeigt sich dann eine Abgrenzung (Demarkation). Schließlich degeneriert der Knorpel, und im weiteren Verlauf kann sich sogar das Knorpel-Knochenstück als sogenannte Gelenkmaus separieren. Das Kniegelenk weist dann eine Lücke in dem Areal auf, wo das Knorpel-Knochenstück herausgelöst wurde. Dieses Stück selbst kann sich im Kniegelenk als sogenannte Gelenkmaus bewegen und das Gelenk blockieren. Diese Gelenkblockierungen können aufgrund der Schmerzhaftigkeit auch zu einem Wegknicken (giving-way) des Kniegelenks führen. Gelegentlich treten wiederholt Gelenkergüsse auf.

Typischerweise ist von dieser Veränderung der innere Teil der

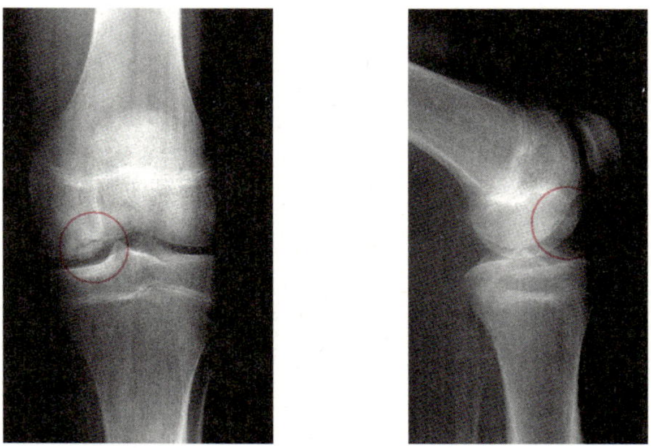

Abb. 55 + 56
Das Knorpelknochenstück liegt noch in der Ursprungsregion, ist aber deutlich abgegrenzt zu erkennen. Links Sicht von vorne, rechts Sicht von der Seite.

Oberschenkelrolle betroffen. Im Röntgenbild sieht man diese Veränderung oft erst dann, wenn das knöcherne Stück bereits separiert ist.

Im Anfangsstadium – wenn sich das Knochenstück noch nicht separiert hat – wird mitunter versucht, lediglich durch Entlastung eine Besserung zu erzielen, also mit Hilfe zweier Gehstützen. Oft ist es nötig, das Knorpel-Knochenstück anzubohren, um für eine Durchblutung aus tiefer gelegenen Knochenbezirken zu sorgen. In den Fällen, wo die Demarkation schon weit fortgeschritten ist und eine Lösung des Dissekates befürchtet werden muss, kann das Stück auch verbolzt oder angeschraubt werden. Diese Eingriffe werden in der Regel in arthroskopischer Technik durchgeführt.

Eine lokale Durchblutungsstörung ist auch die Ursache für die sogenannte «spontane Osteonekrose Ahlbäck» (= Morbus Ahlbäck). Dieses Krankheitsbild ist dadurch gekennzeichnet, dass in der Belastungsfläche der innenseitigen Oberschenkelrolle ein

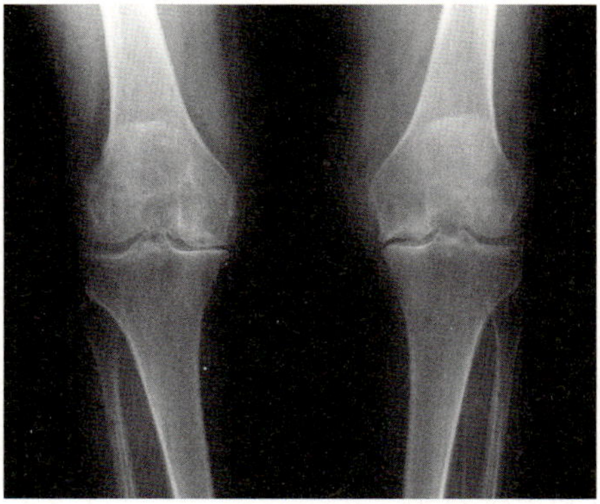

Abb. 57
Darstellung beider Kniegelenke im Blick von vorne: Bei dem Kniegelenk auf der rechten Bildseite sieht man, dass die Gelenkflächen von Oberschenkel- und Unterschenkelknochen nah aufeinanderstehen, ohne Röntgenlücke des Gelenkknorpels. Außerdem ist die Gelenkfläche im Röntgenbild deutlich verdichtet (sklerosiert) und zu den Seiten mit Zacken ausgezogen.

Knochen- und Knorpelabbau stattfindet (Abb. 57). Zunächst treten Beschwerden unter starker Belastung, später auch in Ruhe auf. Die Kniegelenkbeweglichkeit ist eingeschränkt. Die Erkrankung beginnt ohne erkennbare Ursache. Oft sind Frauen über 60 Jahre betroffen.

Auch hierbei ist die erste Maßnahme die Entlastung mittels Gehstützen, um die Druckbelastung auf den betreffenden Herd im Stehen und im Gehen zu vermindern. Mitunter wird das Kniegelenk auch vorübergehend ruhiggestellt.

Entwicklungs- oder auch unfallbedingt kann sich in der knöchernen Erhebung (Abb. 58) des Schienbeinkopfes, an der das Kniescheibenband ansetzt, eine Durchblutungsstörung entwickeln.

Betroffen sind vor allem Jungen im Alter zwischen 9 und 16 Jahren. Oft werden die Schmerzen zum ersten Mal nach einer stärkeren Belastung, z. B. beim Sport, empfunden. Bei voll ausgebildetem

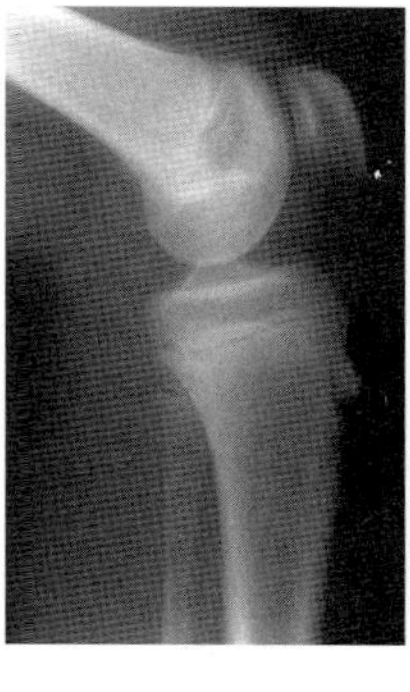

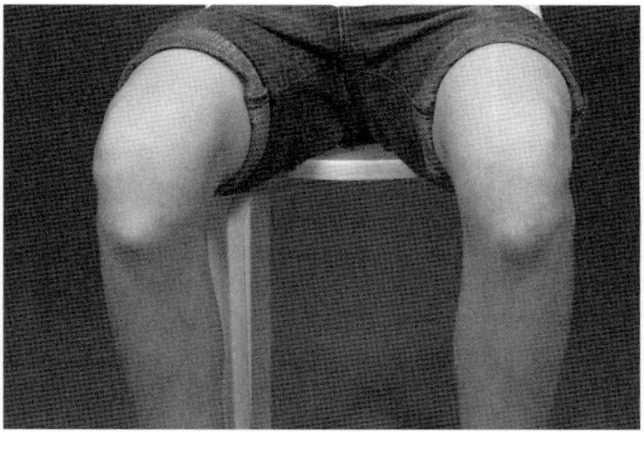

Krankheitsbild findet sich eine Rötung, Schwellung und Druckschmerzhaftigkeit über dem knöchernen Sehnenansatzpunkt.

Während des Wachstums sollte bei diesem Krankheitsbild eine vermehrte Belastung vermieden, also beispielsweise eine Sportpause eingelegt werden. Gehstützen sind allenfalls kurzfristig erforderlich. Bei akuten Beschwerden sollte mit Eis gekühlt werden. Ebenso kommen Verbände oder auch eine Schienenruhigstellung zur Anwendung. Die Belastungsschmerzen bestehen im Allgemeinen zwei Jahre. Sind die Knochen ausgewachsen, kann der knöcherne Ansatzpunkt verschraubt werden. In der Regel muss diese Entwicklungsstörung nicht operiert werden und heilt ohne Folgen aus.

Operative Behandlungen von Knorpelschäden

Für die Behandlung von umschriebenen Knorpelschäden sind spezielle Verfahren entwickelt worden, die nun seit einigen Jahren für die klinische Versorgung zur Verfügung stehen. Sie werden an einzelnen Zentren angewendet, die besondere Erfahrungen haben.

Von der Arthrosebehandlung ist die Knorpelglättung bekannt, um oberflächliche Auffaserungen abzutragen. Besteht ein tief reichender Schaden, wie beispielsweise nach einem separierten Knorpel-Knochenstück (Osteochondrosis dissecans) oder nach einer Knorpelverletzung, so führt dies ohne Behandlung zur fortschreitenden Arthrose des Umgebungsknorpels. Verfahren der Anbohrung (Pridie), des Anfräsens (Abrasionsplastik) oder auch der umschriebenen Aufmeißelung der Knochenschicht (Microfracturing) können faseriges Ersatzgewebe erzeugen, nicht jedoch den ursprünglichen Knorpelbelag wiederherstellen. Auf die Wiederherstellung des ursprünglichen Knorpelbelages zielen zwei prinzipiell völlig unterschiedliche Verfahren: die Mosaikplastik und der Knorpelaufbau (rekonstruktives Verfahren).

Bei der Mosaikplastik oder hiervon abgeleiteten operativen Techniken werden an anderen Stellen des Kniegelenkes Knorpelknochenzylinder entnommen und diese Zylinder an der schadhaften Stelle der Kniegelenkbelastungsfläche eingebracht. Die gewonnenen kleinen Zylinder heilen im Knochenbereich ein. Bei diesem Verfahren wird in Kauf genommen, dass ein anderes Kniegelenkareal geopfert wird und dass die Geometrie und die Oberflächenstruktur des betroffenen Areals mitunter nicht exakt rekonstruiert werden können.

Der Knorpelaufbau ist durch die Fortschritte der Biotechnologie (Tissue Engineering) möglich geworden. Hierzu gibt es verschiedene Verfahren: Zum einen können körpereigene Knorpelanteile gewonnen, Knorpelzellen isoliert und mittels Züchtung außerhalb des Körpers vermehrt werden, um sie dann in den Defektbereich einzubringen, zum anderen kann der Knorpelaufbau über eine zellfreie Membran bewerkstelligt werden, in die Stammzellen aus dem Knochenmark einwandern.

Für das erstgenannte Verfahren wird während einer Arthroskopie aus einem nicht belasteten Knorpelrandbereich eine geringe Knorpelmenge (wie zwei Reiskörner) gewonnen. Die beim Erwachsenen eigentlich nicht mehr vermehrbaren Knorpelzellen werden aus der kleinen Probe herausgelöst und über ein Verfahren der Zellzüchtung vermehrt. Die so hergestellten, körpereigenen, lebenden, aktiven Knorpelzellen werden auf eine Membran aufgetragen, die in ihrer Größe und Konfiguration exakt auf die des schadhaften Bezirkes zugeschnitten und dann in diesen Herd eingelegt wird. Bei diesem Verfahren bilden die Zellen innerhalb weniger Wochen eine normale Knorpelschicht. Für dieses Verfahren gibt es viele Anbieter. Fragen Sie Ihren Arzt danach, dass er bei Ihnen das Verfahren einer Firma anwendet, die den Erfolg durch klinische Studien belegt hat. Leider gibt es auch Verfahren, die in ihrer Wirksamkeit nicht belegt sind.

Als alternatives Verfahren zum Knorpelaufbau kann eine Membran ohne Knorpelzellen als reine Matrix verwendet werden. Dabei ist es nicht erforderlich, körpereigenen Knorpel zu gewinnen und außerhalb des Körpers aufwendig zu züchten und mit einer zweiten Operation in das Kniegelenk einzubringen, sondern es genügt eine einzige Operation. Der Herd wird zum Rand hin gesäubert. Dann wird allerdings der Knochen am Grund des Herdes penetriert, sodass Blutungen vom Knochenmark her auftreten. Mit diesen Blutungen kommen Stammzellen des Knochenmarks in diesen Herd und besiedeln die zellfreie Membran. In der Membran bilden sich die Stammzellen zu Knorpelzellen um.

Mittlerweile können Herde von gut doppelter Größe von Zwei-Euro-Stücken versorgt werden. Wichtig ist, dass der Randbereich des Herdes und die Umgebung keine arthrotischen Knorpelschäden haben.

Vorsicht vor sogenannter Bioprothese

Mit der Bezeichnung «Bioprothese» werden Patienten irregeführt. Es handelt sich keineswegs um eine biologische Prothese, wie die Bezeichnung suggeriert, sondern um eine einfache Perforation des Knochens der Gelenkfläche, sodass Blut aus dem Knochenmark heraustritt. Dieses Vorgehen der Perforation des Knochens, das sogenannte Microfracturing, bewirkt, dass sich über den Perforationen ein Blutkuchen bildet, der sich nach und nach in ein Fasergewebe umbilden kann. Dieses Verfahren des Microfracturing wird dann angewendet, wenn man beispielsweise wegen des Lebensalters des Patienten keine Chance sieht, mit Hilfe einer Knorpeltransplantation Knorpel aufzubauen. Dann kann bei kleinen Herden das Fasergewebe einen Knorpelersatz darstellen, der allerdings im Vergleich zum richtigen Knorpel minderwertig ist. Insofern ist das Microfracturing ein gängiges Verfahren bei kleinen, umschriebenen Herden oder bei arthrotischer Knorpeldestruktion, wenn keine anderen gelenkerhaltenden Maßnahmen eingesetzt werden können. Es hat aber nichts mit einer Bioprothese zu tun, und es ist eine übliche Krankenkassenleistung, zu der Sie nichts dazuzahlen müssen.

Arthrose und Stoffwechselerkrankungen

Arthrose

Mit dem Begriff Arthrose wird die Abnutzungserscheinung eines Gelenks bezeichnet (degenerative Veränderung). Im Laufe des Lebens machen alle Strukturen des Körpers einen Alterungsprozess durch. Dies ist völlig natürlich und hat nichts mit Krankheit zu tun. Treten jedoch übermäßige Abnutzungserscheinungen auf, oder tritt der Verschleiß verfrüht auf, so gilt dies als krankhafte Veränderung.

Die Arthrose ist die häufigste Veränderung des Kniegelenks. Sie kann ganz unterschiedliche Ursachen haben. Generell kann sie auf eine übermäßige Belastung des Kniegelenks zurückgeführt werden.

Hüft- und Kniegelenke sind besonders gefährdet, einen vorzeitigen Verschleiß zu erleiden, da sie stets mit dem Körpergewicht belastet sind. Im Stehen ruht unser ganzes Körpergewicht auf diesen Gelenken. Beim Gehen kommt zusätzlich noch die Kraft hinzu, die durch die Geschwindigkeit des Auftretens entsteht.

Liegt eine verminderte Belastbarkeit des Kniegelenks als Ursache für die Abnutzungserscheinung vor, oder hat sich die Arthrose als natürlicher Alterungsprozess entwickelt, so spricht man von einer primären Arthrose. Damit ist eine Arthrose gemeint, die ohne andere Störungen von selbst eingetreten ist. Ihr kann in der Regel auch nicht wirkungsvoll begegnet werden. Es muss versucht werden, die Beschwerden zu lindern und den weiteren Verschleiß zu verhindern.

Primäre Arthrose:

1. **Vermehrter Verschleiß des Knorpels ohne zusätzliche äußere Ursache**
2. **Allgemeiner Alterungsprozess**

Am häufigsten entstehen Arthrosen durch fehlerhafte Belastung der Gelenke. Bei einer solchen Entwicklung spricht man von einer sekundären Arthrose. Andere Faktoren haben also dazu geführt, dass das Gelenk übermäßig belastet wurde und eine vorzeitige Abnutzung eingetreten ist. Um den weiteren Verschleiß zu bremsen, kann die ursächliche Veränderung behandelt werden, die die Arthrose hervorgerufen hat.

Sekundäre Arthrose: Vermehrter Verschleiß des Knorpels durch

1. **äußere Ursachen**
2. **Fehlbelastungen**
3. **Stoffwechselkrankheiten**
4. **Verletzungen**

1. Als äußere Ursachen werden übermäßige Kniegelenkbelastungen eingestuft.
2. Typische Fehlbelastungen, die zu einem vermehrten Verschleiß führen, sind: X- oder O-Beine, Übergewicht, Überanstrengungen, nicht richtig verheilte Knochenbrüche, die eine unebene Gelenkfläche hinterlassen, sowie angeborene Unebenheiten der Gelenkflächen.
3. Stoffwechselkrankheiten, wie Zuckerkrankheit, Gicht, Fettstoffwechselstörungen, Hormonstörungen der Schilddrüse, können Auswirkungen auf den Knorpel und andere Kniegelenkstrukturen haben.
4. Auch Verletzungen wie Prellungen und Verstauchungen mit Verletzung des Knorpels sowie Meniskusverletzungen (riss- oder degenerationsbedingt) können das Kniegelenk nachhaltig schädigen.

Arthroseschmerz – Bewegungseinschränkung – Gelenksteife

Die typischen Verschleißerscheinungen der Arthrose zeigen sich in einem sogenannten «Anlaufschmerz» und in einem «Belastungsschmerz». Damit wird beschrieben, dass das Aufstehen nach einer längeren Ruhepause, besonders die erste Bewegung frühmorgens, Schmerzen bereitet. Wenn der Anlaufschmerz überwunden ist, folgt in der Regel eine mehr oder minder lange, relativ schmerzfreie Zeit über den Tag, bis durch die Dauerbelastung die Schmerzen zunehmen. Bei ausgeprägten Beschwerden klagen die Patienten über eine Einschränkung des Bewegungsausmaßes des Kniegelenkes (vor allem der Streckung), ein Steifigkeitsgefühl, über Belastungsschmerzen und Wetterfühligkeit (kaltes und feuchtes Klima verstärken die Gelenkschmerzen). Beim Fortschreiten der Erkrankung werden durch den zunehmenden Verschleiß der Knorpelflächen die Beweglichkeit weiter eingeschränkt und die Schmerzen schließlich stärker und anhaltend. Dies kann dazu führen, dass das Kniegelenk nur noch minimal beweglich ist: Bewegungen werden vermieden, um Schmerz zu vermeiden. Schließlich entstehen Fehlhaltungen und Steifigkeiten, die durch Muskelverkürzung (Kontrakturen) fixiert sind. Damit werden Fehlbelastungen der Nachbargelenke hervorgerufen und auch diese Gelenke geschädigt.

Schleichender Beginn

Angesichts dieser Entwicklung ist es wichtig, auf die Anfangsstadien der Arthrose zu achten. In der Regel treten über viele Jahre hinweg kurzzeitig leichte Beschwerden auf, die gern als nicht ernst abgetan werden. Zu Anfang ist dies oft ein Dehnungsschmerz. Das Knie kann zeitweise nicht voll gestreckt werden. Mitunter wird dies von den Patienten so gedeutet, dass ihre Muskulatur nicht genügend gedehnt sei. Im weiteren Verlauf treten Knack- und Reibegeräusche im Kniegelenk auf (Krepitationen). Zumeist

ist die Kniegelenkbewegung auch hierbei völlig schmerzfrei. Nicht immer sind solche Geräusche Krankheitszeichen. Durch die Arthrose können Reibegeräusche zwischen Ober- und Unterschenkelgelenkfläche oder noch häufiger an der Kniescheibenrückfläche zur Oberschenkelrolle hin auftreten. Die Geräusche entstehen durch die raue Knorpeloberfläche. Durch die Rauigkeit reibt der Knorpel sich weiter auf. Dieser Verschleiß führt schließlich dazu, dass der Knorpel allmählich abgerieben wird und der Knochen frei liegt. Dann ist die Arthrose voll ausgeprägt. Durch Abriebpartikel (Detritus) entstehen entzündliche Veränderungen mit Schwellung (Kniegelenkerguss), Rötung, Überwärmung und Schmerz. Diese akute Verschlechterung mit Entzündungszeichen wird aktivierte Arthrose genannt.

Veränderungen im Röntgenbild

Im Röntgenbild ist der Knorpel selbst nicht zu erkennen. Es kann nur indirekt auf den Knorpel geschlossen werden, wenn der Gelenkspalt zwischen Ober- und Unterschenkel eingesehen wird. Ist der Knorpelbelag dünner, so wird der Kniegelenkspalt enger. Dies kann als erstes röntgenologisches Zeichen der Knorpelveränderung (Abb. 26, S. 37) gewertet werden. Im weiteren Verlauf zeigen sich durch die Auflösung des Knorpels auch Zerstörungen des Knochens. Zum einen zeigen die aufeinanderreibenden, stark druckbelasteten Knochen eine dichtere Struktur (subchondrale Sklerosierung). Die Knochenbälkchen sind an diesen Stellen verstärkt. Zum anderen zeigen sich kleine Ausziehungen an der Gelenkfläche (Knochenrandausziehungen oder sogenannte Osteophyten), die wie Vorbauten an der Gelenkfläche aussehen. Des Weiteren entstehen durch die frei werdenden Enzyme Löcher (Pseudozysten) im Knochen selbst.

Fortschreiten der Arthrose

Die erste Veränderung beim Gelenkverschleiß findet am Gelenkknorpel statt. Durch die veränderten Stoffwechselvorgänge verliert er seine glatte, glänzende Oberfläche und wird gelblicher, weich, unelastisch, bekommt eine raue Oberfläche und zeigt schließlich Risse. Mechanisch wirkt diese Rauigkeit wie eine Bürste, die auch den Knorpel der gegenüberliegenden Gelenkfläche weiter zerstört. Gleichzeitig werden mit der Auflösung der Knorpelsubstanz Stoffe freigesetzt, die den Knorpel weiter zersetzen (Enzyme). Durch den Knorpelabrieb und dadurch gelöste Knorpelpartikel können Reizungen der Gelenkschleimhaut auftreten. Es kommt dadurch zur Rötung und Überwärmung des Kniegelenks (akute Entzündung = «aktivierte Arthrose»). Diese Entzündung wird nicht durch Keime ausgelöst, sondern durch den Verschleißprozess selbst. Das Kniegelenk schwillt unförmig an. Die normale Kontur ist verstrichen. Die Kniescheibe hebt sich deutlich ab, und es kann das Phänomen der «tanzenden Patella» ausgelöst werden. Die Entzündungszeichen (Rötung, Schwellung, Überhitzung und Schmerz) sind ausgeprägt, und es entsteht ein akuter Schmerzschub mit Funktionsverlust des Gelenks. Aufgrund des Bewegungsschmerzes wird das Gelenk in einer leichten Beugung (Schonstellung) ruhiggehalten. Um diese Entwicklung möglichst aufzuhalten und zu bekämpfen, muss die Arthrose behandelt werden.

Stadien der Knorpelveränderung – Chondromalaziegrade (Abb. 60–69)

Chondromalazie Grad I: Der Knorpel lagert vermehrt Flüssigkeit ein. Er quillt auf, wird weicher, unelastischer und damit verletzungsanfälliger.

Chondromalazie Grad II: Auf der Knorpeloberfläche zeigen sich feine Fransen wie ein Rasen. Die Knorpeloberfläche ist aufgefasert. Die Auffaserung schreitet fort bis zur Zerklüftung.

Chondromalazie Grad III: Der Knorpel ist in größeren Stücken zerklüftet. Es können ganze Knorpelstücke unterhöhlt sein und kleine Knochenanteile frei liegen.

Chondromalazie Grad IV: Der Knorpel ist teilweise bis zum Knochen abgenutzt. Knochenanteile sind ohne Knorpelbedeckung bloßgelegt.

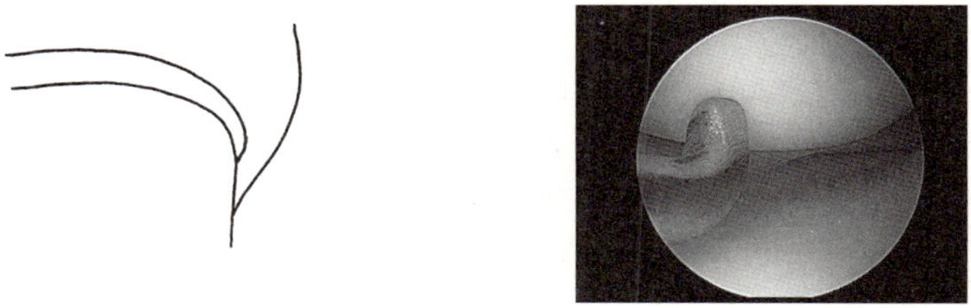

Abb 60 + 61
Der Knorpel hat eine glatte, feste Fläche, die sich auch mit dem Tasthäkchen nicht eindrücken lässt.

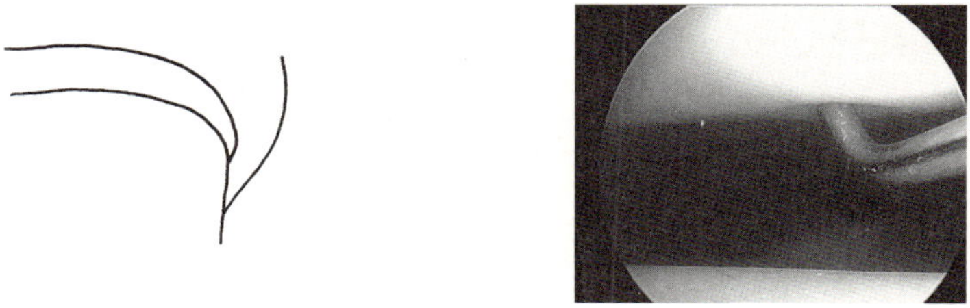

Abb 62 + 63
Die Oberfläche des Knorpels ist glatt, lässt sich aber mit dem Tasthäkchen dellenartig eindrücken.

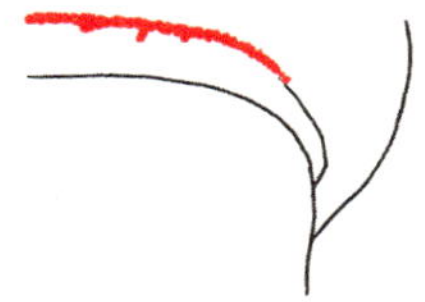

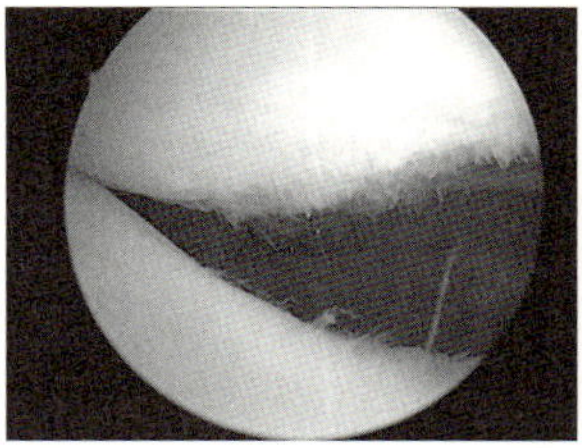

Abb 64 + 65
Feine Auffaserung der Knorpeloberfläche.

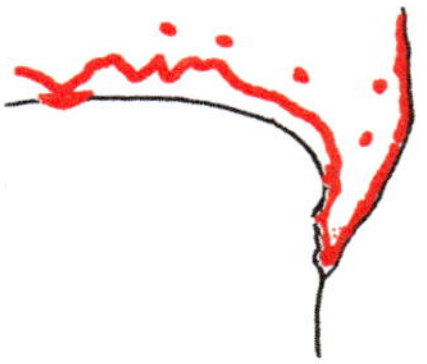

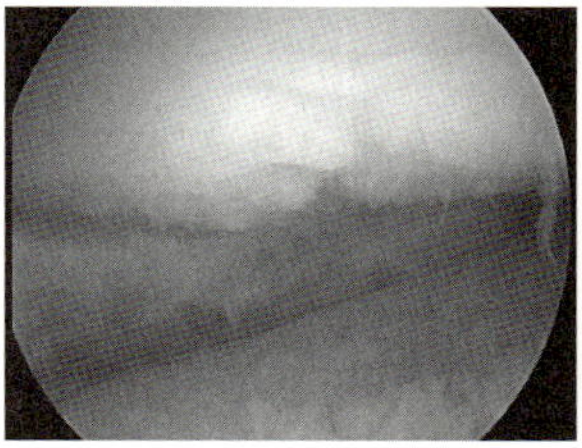

Abb 66 + 67
Tiefe Rissbildungen bis zum Knochen und Zerklüftung des Knorpels.

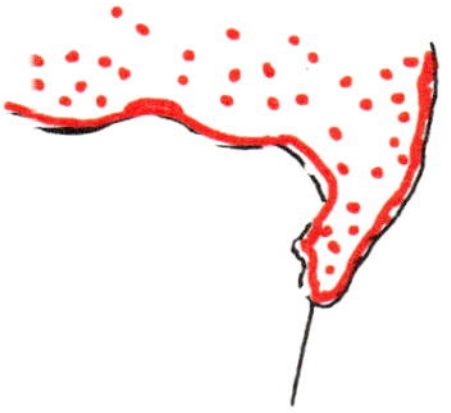

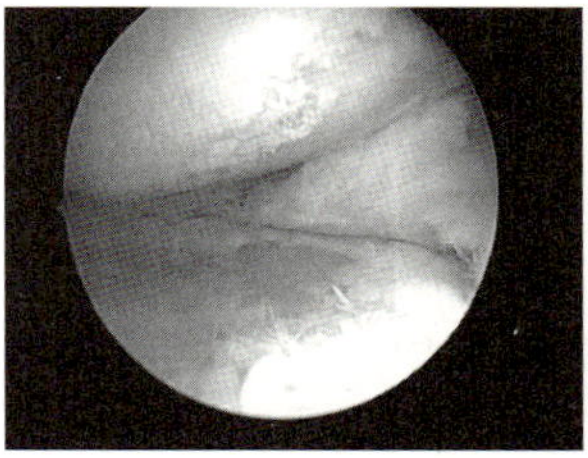

Abb 68 + 69
Ganze Areale des Knochens liegen frei, ohne Knorpel. Auch der Restknorpel ist deutlich verdünnt und rau.

Stoffwechselerkrankungen

Auch Stoffwechselerkrankungen können zu Verschleiß und Reizungen führen, z.B. durch die Ablagerungen von Kristallen im Gelenk.

Gicht, die Wohlstandskrankheit

Bei der Gicht liegt eine Erhöhung der Harnsäurekonzentration im Blut vor. Es kommt zur Ablagerung von Harnsäurekristallen in den stoffwechselarmen Geweben der Gelenke. Ein Gichtanfall zeigt sich durch eine Rötung, Schwellung und Schmerzhaftigkeit des betroffenen Gelenks. In der Regel ist das Großzehengrundgelenk befallen, es kann aber auch das Kniegelenk betroffen sein.

Die befallenen Gelenke werden allmählich zerstört, indem der Knochen an kleinen Stellen aufgelöst wird. Im Röntgenbild sehen die betroffenen Herde wie ausgestanzt aus.

Im Vordergrund der Behandlung steht eine entsprechende Diät. Vor allem Fleisch (dunkles Fleisch) und Pasteten (Innereien) müssen gemieden werden. Die Nierenfunktion muss kontrolliert werden, und es ist eine Dauermedikation erforderlich, um den Harnsäurespiegel im Blut niedrig zu halten. Unbehandelt verursacht die Gicht eine Zerstörung des Gelenks, ähnlich wie bei einer Arthrose.

Pseudogicht – Verkalkung des Gelenks

Eine Gelenkreizung aufgrund von Kristalleinlagerungen verursacht auch die sogenannte Pseudogicht (Chondrokalzinose, Pyrophosphatgicht). Diese Erkrankung hat nichts mit Gicht zu tun. Es handelt sich um ein Zwischenprodukt des Stoffwechsels, das sich in Kristallform in den Gelenken, bevorzugt im Meniskusknorpel und in der Gelenkschleimhaut, ablagert. Die Veränderung ist bei der Arthroskopie als stippchenförmige weiße Auflagerung zu erkennen. Das Meniskusgewebe zeigt einen Abbau um die Kristalle und eine Schwächung der Struktur. Eine ursächliche medikamentöse Behandlung oder Diät ist nicht möglich. Die Folge ist ein langsam fortschreitender, aber doch verfrühter Verschleiß. Spezielle Vorsichtsmaßnahmen können nicht getroffen werden. Die Verkalkungsherde sollten arthroskopisch entfernt werden, damit sie den Gelenkknorpel nicht weiter «aufscheuern».

Knorpelschäden heilen nicht

Oberstes Ziel muss es sein, dem Knorpelschaden frühzeitig zu begegnen. Allerdings ist es schwierig, die Ernährung des Knorpels zu bessern, weil er nicht direkt über Blutgefäße ernährt wird, sondern indirekt über die Gelenkschmiere. Sie führt Nährstoffe an den Knorpel heran und transportiert Schlackenstoffe ab. Deshalb ist keine ausreichende Selbstheilung des Knorpels möglich, wenn ein Verschleißprozess einsetzt. Schon rein mechanisch führt die Rauigkeit des Knorpels zum weiteren Verschleiß. Das Behandlungsziel ist, die Ursache für die Arthroseentwicklung zu beheben und die Knorpelrauigkeit zu behandeln. Die Arthroseursache kann nur bei sogenannten sekundären Arthrosen (S. 79) angegangen werden.

Oft wird mit Medikamenten versucht, den Stoffwechsel des Knorpels zu unterstützen (knorpelernährende Substanzen, sogenannte Chondroprotektiva). Die Wirksamkeit dieser Mittel wird unterschiedlich beurteilt.

Eine Behandlung mit Spritzen in das betroffene Kniegelenk wird in der Regel gut vertragen und trägt zur Beschwerdebesserung bei. Dabei wird im Allgemeinen eine Serie von mehreren Spritzen, über einige Tage oder Wochen verteilt, gegeben. Oft dauert es auch nach Abschluss der Spritzenserie noch einige Zeit, bis sich eine Besserung zeigt. Stets sollten neben dieser Behandlung auch ein Gymnastikprogramm durchgeführt und die Regeln der Knieschule beachtet werden.

Zeigt sich keine ausreichende Besserung, ist die mechanische Glättung der Knorpelrauigkeit erforderlich, wie dies durch eine Arthroskopie möglich ist.

Auch bei einer operativen Knorpelglättung ist die Kniegelenkbewegung ein wichtiger Bestandteil der Behandlung. Durch die Bewegung wird die Knorpelernährung gefördert, die Muskulatur trainiert und die Schwellneigung bekämpft. Die Übungen auf den Seiten 136 ff. werden besonders empfohlen.

Das Motto lautet: Viel bewegen, wenig belasten!

Außerdem sollten die Tipps der Knieschule (S. 117 ff.) besonders beherzigt werden.

Beinachskorrektur gegen Knorpelschäden

Normalerweise sind beide Beine gerade. Die Gewichtsbelastung des Beins läuft von der Mitte des Hüftgelenks über die Mitte des Kniegelenks bis zur Mitte des Sprunggelenks (Abb. 70). Dieser Verlauf der Belastungslinie gewährt eine gleichmäßige Belastung für die Innen- und Außenseite des Kniegelenks. Die Druckbelastung für den Knorpel beim Auftreten ist auf der Innenseite gleich groß wie auf der Außenseite. Ist die Beinachse nicht gerade, sondern im Sinne eines O-Beins oder X-Beins verändert, so wird das Kniegelenk einseitig stärker belastet. Beim O-Bein kommt die Innenseite des Kniegelenks unter vermehrten Druck, beim X-Bein die Außenseite. Die erhöhte Druckbelastung führt dazu, dass der Knorpel an diesen Stellen eher abgenutzt wird. Es entsteht eine Arthrose.

Die ungleiche Belastung und einseitige Abnutzung ist einer Schiefstellung der Räder beim Pkw vergleichbar. Wenn die Räder von der Achse zum Boden hin schräg auseinanderstehen, wird das Profil an der Innenseite vermehrt abgefahren. Wenn die Lauffläche gleichmäßig belastet ist, wird ein einseitiger Verschleiß vermieden, und die Reifen halten länger.

Soll das Kniegelenk gewissermaßen gespurt werden, so muss

dazu der Unterschenkel oder der Oberschenkel gerichtet werden. Mit Hilfe einer Röntgenaufnahme des gesamten Beins von der Hüfte bis zum Sprunggelenk wird entschieden, ob die Beinachs-Korrektur an Oberschenkel oder Unterschenkel vorgenommen werden muss. Anhand des Röntgenbildes wird berechnet, wie viel Grad die Achsabweichung beträgt. Entsprechend dazu wird im knienahen Bereich von Oberschenkel oder Unterschenkel ein Keil entnommen, und die durchtrennten Knochenteile werden mit Metallklammern, Schrauben oder Platten, die unter der Haut eingebracht werden, befestigt. Für diese Operation muss also der Knochen an Unter- oder Oberschenkel durch einen Schnitt freigelegt werden. Kaum noch gebräuchlich ist eine Befestigung mit Stangen, die von außen durch die Haut in den Knochen gebracht werden (Fixateur externe).

Der mit dem Metall zusammengehaltene, durchtrennte Knochen muss erst wieder zusammenwachsen. Das Kniegelenk darf in

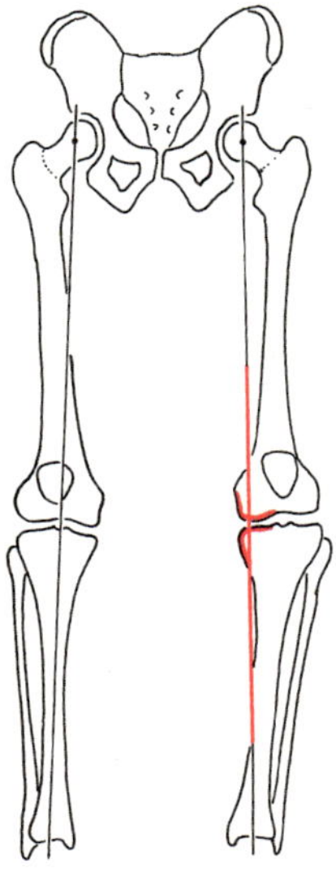

Abb. 70
Veränderung der Belastungslinie.
links: Bei gerader Beinachse verläuft die Belastungslinie gerade durch die Mitte des Kniegelenks.
rechts: Bei O-Bein-Fehlstellung ist die Belastungslinie nach innen verlagert. Die Innenseite des Kniegelenks wird vermehrt druckbelastet (rot).

der Regel sofort wieder in vollem Umfang bewegt werden. Allerdings darf der Fuß nicht mit dem Körpergewicht belastet werden. Deshalb ist für die Zeit der Heilung der Gebrauch von Gehstützen für jeden Schritt erforderlich. Auch im Haus darf man die Gehstützen in dieser Zeit nicht weglassen! Wer das Bein voll belastet, riskiert, dass sich die zusammengefügten Knochenenden verschieben und schief oder vielleicht gar nicht zusammenheilen. Der Fuß darf in Bodenkontakt sein und soll auch beim Gehen mit Stützen abgerollt werden, er darf aber nicht mit Druck belastet werden.

Von außen eingebrachtes Metall wird ohne Operation nach etwa drei Monaten wieder entfernt. Metall unter der Haut sollte nach einem halben bis einem Jahr durch eine Operation entfernt werden. Danach müssen die Gehstützen nur für eine kurze Zeit der Wundheilung (Abschwellung) wieder benutzt werden.

Die Umstellungsosteotomie ist eines der besten Verfahren, um

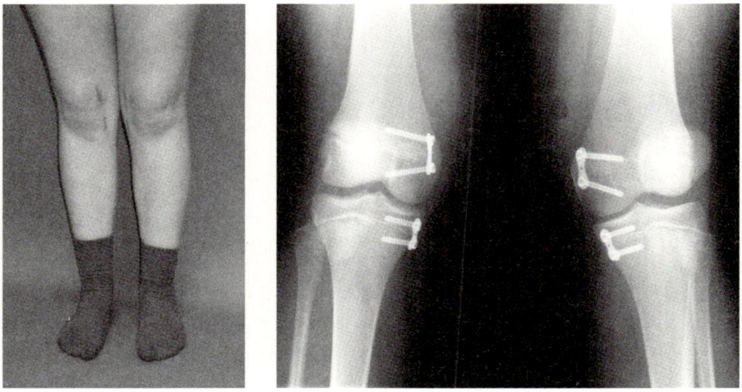

Abb. 71 + 72
Beim X -Bein (beim Stehen liegen die Knie aneinander, während die beiden Knöchel durch eine deutliche Lücke voneinander entfernt sind) wird das Wachstum an der Innenseite von Oberschenkel und Unterschenkel durch Klammern oder eine Platte mit zwei Schrauben gebremst. Links Bild des Kindes von vorne, rechts Röntgenbilder.

die Schiefstellung als die Ursache der Erkrankung zu bekämpfen, den Kniegelenkknorpel zu erhalten und einer Verschlimmerung vorzubeugen. Sie kann aber nur vorgenommen werden, wenn nur ein Teil des Kniegelenks – die Innen- oder Außenseite – vermehrt abgelaufen ist. Sind beide Seiten betroffen, so ist eine Umstellung in der Regel nicht mehr sinnvoll; denn Ziel ist, die vorher weniger belastete Seite wieder in die normale, gleichmäßige Belastung einzubeziehen. Man sollte mit der Umstellungsosteotomie nicht zu lange warten, denn wenn der Knorpel an einer Stelle schon völlig abgelaufen ist, ist es schwieriger, mit der Umstellungsoperation eine ausreichende Besserung zu erzielen.

Kniegelenkentzündung

Die Entzündung ist ein Vorgang, bei dem die Durchblutung verstärkt ist. Beim Kniegelenk tritt die Mehrdurchblutung an der Gelenkschleimhaut auf. Dadurch strömt vermehrt Flüssigkeit in das Gewebe ein, und es entsteht eine Schwellung. Die Haut über dem geschwollenen Bereich fühlt sich warm an und erscheint gerötet. Durch die Schwellung, die Mehrdurchblutung und freigesetzte Entzündungsstoffe werden Nerven gereizt, sodass die betroffene Stelle druckempfindlich wird. Die starke Schwellung und der Schmerz führen zur Funktionseinschränkung. Das Gelenk wird geschont, um den Schmerz bei Bewegung zu vermeiden.

Eine Entzündung kann plötzlich auftreten und überaus heftig verlaufen, sie kann aber auch allmählich beginnen, ohne dass gleich alle Zeichen der Entzündung vorhanden sind, und schleichend fortschreiten. Schließlich kann eine Mehrbelastung zu einer zusätzlichen Reizung führen. Eine Entzündung kann die Reaktion auf Keime sein, kann aber auch, ohne dass Keime vorhanden sind, als Zeichen einer Reizung des Kniegelenks auftreten, z.B. bei der aktiven Arthrose. Durch den Gelenkverschleiß kommt es zu Abriebpartikeln und Abbauprodukten, die die Reizung der Schleimhaut verursachen.

Keime können durch Gelenkverletzungen, Operationen oder Spritzen in das Gelenk gelangen oder auch durch das Blut aus anderen Keimherden im Körper in das Kniegelenk verschleppt werden. Folgende Keimherde sind typisch: vereiterter Zahn, Ohren-, Nasen-Nebenhöhlen, Stirnhöhlenvereiterung, eingewachsener Nagel, entzündete Hämorrhoiden, offene Hautstellen, infizierte Insektenstiche. Durch die Keimstreuung kommt es zu einer eitrigen Gelenkinfektion. Ist das gesamte Gelenk mit eitrigem Erguss gefüllt, so spricht man von einem Gelenkempyem. Um die Keime nachweisen zu können, wird die bei der Punktion gewonnene Kniegelenkflüssigkeit untersucht. Die Keime werden identifiziert und wirksame Antibiotika bestimmt. Bei einer bakteriellen Kniegelenkentzündung muss unmittelbar gehandelt werden. Es hat keinen Zweck, wenn man versucht, die eitrige Entzündung selbst zu behandeln, z. B. durch Kühlung oder Salben. Eine Gelenkinfektion kann damit nicht beherrscht werden. Sie breitet sich weiter aus und führt schließlich zur Zerstörung des gesamten Gelenks. Der Knorpel wird aufgelöst, der Knochen zerfressen, das Gelenk steift ein.

Das Knie muss so früh wie möglich gespült werden, was zumeist arthroskopisch vorgenommen wird. Außerdem wird die Schleimhaut ausgeschält, um hier die Keime zu entfernen. Bei ausgeprägten Infektionen muss oft mehrfach operiert werden, um alle Keime in den feinen Ausstülpungen des Kniegelenkes sicher zu entfernen. Nach einer Operation muss das Gelenk auf einer Bewegungsschiene passiv hin und her bewegt werden, wobei möglichst der gesamte Umfang von der Beugung bis zur vollen Streckung ausgenutzt werden sollte. Selbst bei sofortigem Handeln besteht die Gefahr, dass der Knorpel weiter zerstört wird und schließlich eine Arthrose entsteht. Außerdem können sich trotz Operation im Gelenk Verwachsungen bilden, sodass gegebenenfalls im Nachhinein nochmals operiert werden muss.

Da man als Patient nicht sicher sein kann, welche Art der Entzündung im Kniegelenk vorliegt, sollte man stets einen Arzt konsultieren!

Wichtig ist die sofortige Behandlung, da man mit einer Verzögerung bei der rasch fortschreitenden Zerstörung des Kniegelenks gravierende Dauerschäden riskiert.

Spezifische Entzündungen, wie z. B. die Tuberkulose, sind relativ selten. Sie zeigen in der Regel einen langsamen Verlauf. Auch hier sind für die Diagnostik eine Gelenkpunktion und Untersuchung des Punktates erforderlich oder auch eine Gewebsentnahme aus dem Gelenk.

Rheuma

Hab ich Rheuma?

Der Begriff Rheuma oder Rheumatismus wird als Sammelbegriff verwendet. Man spricht auch von den Erkrankungen des sogenannten rheumatischen Formenkreises. Darunter werden entzündliche Veränderungen der Gelenke zusammengefasst, die im Zuge der rheumatischen Allgemeinerkrankung eintreten. So ist der Rheumatismus keine nur auf die Gelenke beschränkte Erkrankung, sondern kann in unterschiedlicher Ausprägung auch Weichteile, Muskulatur oder innere Organe betreffen. Landläufig wird oft von Rheuma gesprochen, selbst dann, wenn rein degenerative Veränderungen im Sinne einer Arthrose vorliegen. Dadurch werden falsche Vorstellungen hervorgerufen. Die Arthrose als Gelenkverschleiß sollte nicht mit dem Rheumatismus als entzündlicher Veränderung und Allgemeinerkrankung verwechselt werden.

Dass es sich tatsächlich um eine rheumatische Erkrankung handelt, muss durch Blutuntersuchungen, sogenannte Rheumatests, nachgewiesen werden. Im Krankheitsschub ist die Blutsenkung stark erhöht, und es finden sich typische Veränderungen aufgrund der rheumatischen Entzündung.

Chronischer Gelenkrheumatismus

Die häufigste rheumatische Erkrankung, die zu Kniegelenkbeschwerden führt, ist die chronische Polyarthritis (rheumatoide Arthritis), der chronische Gelenkrheumatismus des Erwachsenen. Die Erkrankung kann in jedem Lebensalter auftreten. Zumeist sind Frauen betroffen. Üblicherweise treten zuerst Schwellungen und Bewegungsschmerzen an den Fingergelenken auf. Die Morgensteifigkeit ist dem Anlaufschmerz bei Arthrose vergleichbar, jedoch ist die teigige Gelenkschwellung ausgeprägter als bei Arthrosen. Im Laufe von Monaten nehmen die Schwellungen zu. Die Gelenkschmerzen werden stärker, und es tritt eine Überwärmung auf. Im Weiteren kommt es zu Schiefstellungen der Finger zur Handaußenseite und zu fixierten Beuge- und Überstreckstellungen der kleinen Fingergelenke. Die Muskulatur wird zusehends schwächer. In der Regel werden größere Gelenke, wie das Kniegelenk erst nach diesen Veränderungen an den Fingergelenken befallen. Die Gelenkveränderungen beim Rheuma gehen von einer Entzündung der Gelenkinnenhäute (Synovialitis) aus – also genau umgekehrt wie bei der Arthrose, die erst als Folge der Gelenkveränderung zur Entzündung der Gelenkinnenhaut führt. Die Entzündung führt zur Gelenkschwellung mit Bewegungsschmerzen und Druckempfindlichkeit sowie Rötung und Überwärmung. Die feinen Ausziehungen der Gelenkinnenhaut (Gewebszotten) sind massiv verdickt. Schließlich wächst entzündlich verändertes Gewebe (Pannus) wuchernd über den Knochen. Es zerstört den Knochen im sogenannten «nackten Areal», dem Bezirk zwischen Schleimhaut und Knorpel. Diese Defekte im Knochen nennt man Usuren oder Pseudozysten, weil diese Gebilde bei Überlagerung im Röntgenbild wie Zysten aussehen. Die Gewebsentzündung stört den Stoffwechsel des Knorpels, überwuchert ihn und führt zu seiner Zerstörung. Wird das Fortschreiten dieser Gelenkzerstörung nicht wirkungsvoll bekämpft, so kommt es schließlich zu einer groben Deformierung des Gelenks, das in einer Fehlstellung versteift.

Die Behandlung der Polyarthritis muss mehrgleisig erfolgen und dem Aktivitätswechsel und dem Fortschreiten der Erkrankung angepasst werden.

Im akuten Stadium eines Entzündungsschubs wird mit Schmerzmitteln und entzündungshemmenden Präparaten medikamentös therapiert. Damit werden nicht die Ursachen, sondern nur die Symptome bekämpft, es werden also lediglich die Krankheitszeichen behandelt. Deshalb ist die erste Maßnahme die

Lagerung der Gelenke in Gebrauchsstellung, um eine Verschlimmerung zu verhindern. Die Kniegelenke müssen also gestreckt sein, um eine Kontraktur in Beugestellung zu vermeiden. Mit Eisbeutelauflagen werden die Überwärmung und das entzündliche Geschehen von außen behandelt.

Nach dem akuten Beschwerdeschub, also im chronischen Verlauf der Erkrankung, müssen intensive krankengymnastische Bewegungsübungen durchgeführt werden. Ergänzend werden passive Übungsbehandlungen (Dehnungsübungen) vorgenommen, um den vollen Bewegungsumfang zu trainieren. Auch Bewegungsbäder dienen der Kräftigung der Muskulatur und dem Erhalt der Beweglichkeit. Der Betroffene muss die verschiedensten Bewegungsabläufe des Alltags immer wieder trainieren. Es können speziell beschäftigungstherapeutische Übungen (Ergo-Therapie) durchgeführt werden, um die Funktionsfähigkeit zu trainieren und zu erhalten.

Im chronischen Stadium richtet sich die medikamentöse Therapie darauf, den entzündlichen Prozess weiter einzudämmen und neuen Beschwerdeschüben möglichst vorzubeugen.

Die Behandlung erfolgt stets unter ärztlicher Kontrolle, im akuten Beschwerdeschub in der Regel stationär.

Da die Gelenkzerstörung von der entzündlichen Gelenkinnenhaut ausgeht, wird diese möglichst schon in einem Frühstadium entfernt. Am Kniegelenk ist die Entfernung der Gelenkinnenhaut auch durch eine Arthroskopie möglich. Bei einer sogenannten Gelenktoilette wird die gesamte Schleimhaut abgefräst, der Knorpel geglättet und das Knie ausgiebig gespült. Sind die Zerstörungen am Gelenkknorpel fortgeschritten, muss der Knorpel schließlich durch ein künstliches Kniegelenk, eine Kniegelenkendoprothese, ersetzt werden.

Es gibt keinen wissenschaftlichen Beleg, dass die Behandlung rheumatischer Erkrankungen durch eine spezielle Ernährungsumstellung behandelt werden kann.

Chronischer Gelenkrheumatismus des Jugendlichen (juvenile chronische Arthritis)

Im Gegensatz zum Gelenkrheumatismus des Erwachsenen sind beim Jugendlichen in der Regel nicht zuerst die kleinen Gelenke, sondern meist die großen Gelenke betroffen. Es gibt ganz unterschiedliche Verlaufsformen, mit oder ohne Beteiligung von Weichteilen und inneren Organen.

Für die Diagnostik ist wiederum die Blutuntersuchung maßgeblich. Die Behandlung ist mit der des chronischen Gelenkrheumatismus des Erwachsenen vergleichbar.

Rheumatisches Fieber (akute Polyarthritis)

Dem rheumatischen Fieber geht eine Rachenentzündung (Angina, eitriger Infekt) voraus. In der Folge kommt es zu einer gesteigerten Allgemeinreaktion des Körpers mit entzündlichen Veränderungen an Gelenken, Herz, Muskulatur, Blutgefäßen, Lunge und Haut. Betroffen sind vor allem Kinder und Jugendliche. Im Mittelpunkt der Behandlung steht die Erkrankung der inneren Organe. Beim Befall von Gelenken wird symptomatisch vorgegangen.

Andere Erkrankungen des rheumatischen Formenkreises

Neben den vorgenannten Erkrankungen gibt es noch eine Vielzahl von Erkrankungen, die zum rheumatischen Formenkreis gerechnet werden, so z.B. Morbus Reiter, Arthritis psoriatica (Schuppenflechte), Morbus Bechterew. Die Diagnostik und die medikamentöse Behandlung müssen für jeden Einzelfall vom Arzt festgelegt werden. Die symptomatischen Maßnahmen und die Übungsbehandlung für das Kniegelenk sind denen bei chronischer Polyarthritis oder Arthrose ähnlich.

Kniegelenkprothesen

Ist das Kniegelenk derart verschlissen, dass der Knorpelbelag in weiten Teilen zerstört ist und auch keine Glättung des Restknorpelbelags mehr möglich ist, dann muss über eine Kniegelenkprothese nachgedacht werden.

Die Implantation einer Kniegelenkprothese stellt den letzten Schritt dar, wenn also keine anderen Mittel mehr erfolgversprechend sind. Es wird versucht, das Einsetzen einer Kniegelenkprothese so lange wie möglich hinauszuzögern. Sind die Schmerzen jedoch unerträglich, und ist die Beweglichkeit hochgradig eingeschränkt, so ist man gezwungen, gegen diesen Zustand etwas zu unternehmen. Andernfalls kommt es zur völligen Einsteifung des Kniegelenks mit Bewegungsunfähigkeit. Anhaltende Schmerzen können Grund für eine übermäßige Schmerzmedikation sein, die ihrerseits wiederum zu Folgeerscheinungen, zum Beispiel Magenschleimhautentzündung, führen kann. Ein Kniegelenkoberflächenersatz bietet die Aussicht, sich wieder ohne Schmerzen bewegen zu können. Damit wird eine Besserung der Mobilität und Selbständigkeit erreicht.

Die Entscheidung für eine Kniegelenkprothese wird für Patienten im mittleren Lebensalter sehr zurückhaltend getroffen, denn beim älteren Menschen sind die Erfolgsaussichten besser als beim jüngeren. Dies hat verständliche Gründe:

Menschen, die noch im Berufsleben stehen, belasten in der Regel ihre Gelenke wesentlich mehr als solche, die nicht arbeiten. Auch sind die persönlichen Anforderungen an die Leistungsfähigkeit in jüngerem Alter höher. Zumeist besteht auch noch das Bedürfnis nach sportlicher Betätigung. Dadurch sind höhere Krafteinwirkungen auf das Kniegelenk und somit auf die Kniegelenkprothese gegeben als bei älteren Menschen, die ihre Aktivitäten eingeschränkt haben.

Typen der Kniegelenkprothesen

Wir können heute prinzipiell drei Typen von Kniegelenkprothesen unterscheiden. Ein nur teilweiser Gelenkflächenersatz ist durch eine kleinere Prothese möglich – auch Kompartmentprothese oder Schlittenprothese genannt. Dieser Prothesentyp wird zum Oberflächenersatz für nur ein Kniegelenkkompartment (Schlittenprothese) eingesetzt (Abb. 73). Mit dem Kompartment ist die Region zwischen der inneren Oberschenkelrolle und dem inneren Anteil des Schienbeinkopfes oder der äußeren Oberschenkelrolle und dem äußeren Anteil des Schienbeinkopfes gemeint. Bei einem einseitigen Verschleiß (z. B. durch eine Gelenkfehlstellung wie beim O-/X-Bein) ersetzt diese Prothese den verschlissenen Anteil. Ebenso gibt es Teilprothesen, die nur die Gleitfläche der Kniescheibe auf dem Oberschenkelknochen ersetzen. Voraussetzung für Teilprothesen ist, dass die übrigen Gelenkflächen einen ausreichenden Knorpelbelag haben und nicht für die Schmerzen

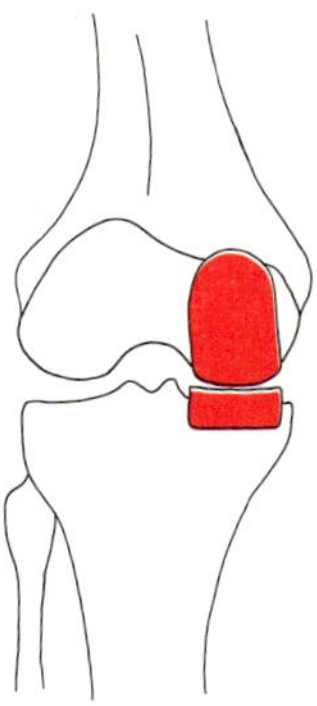

Abb. 73
Schlittenprothese.
Der Gelenkflächenersatz ist auf den einseitig betroffenen Kniegelenkbereich beschränkt.

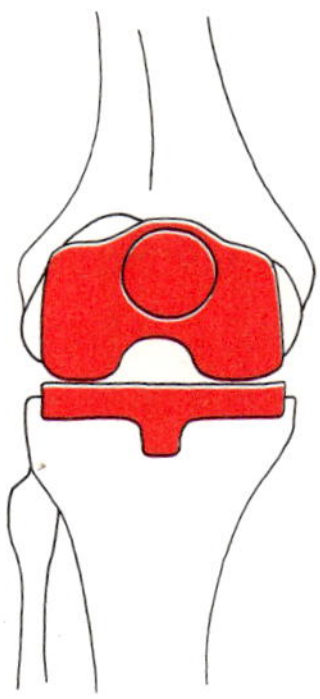

Abb. 74
Vollprothese.
Sämtliche Knorpelflächen des Gelenks an Schienbeinkopf und Oberschenkelrolle werden durch die Prothese ersetzt. Auch die Gelenkfläche der Kniescheibe kann ersetzt werden (rechts).

im Kniegelenk verantwortlich sind. Der Ersatz der Knorpeloberfläche des betroffenen Kompartments erlaubt dann wieder eine ausreichende Funktion des Kniegelenks.

Ist das Kniegelenk nicht nur an einem Kompartment betroffen, sondern am inneren und äußeren Kniegelenkabschnitt oder auch an der Kniescheibe oder der Gleitfläche der Kniescheibe am Oberschenkelknochen, so ist in der Regel ein gesamter prothetischer Ersatz der Kniegelenkfläche (Vollprothese) erforderlich (Abb. 74). Dies geschieht mit einer sogenannten Kniegelenktotalendoprothese als Oberflächenersatz der Gelenkfläche. Sie ersetzt den gesamten Schienbeinkopf und die Gelenkflächen der Oberschenkelrolle. Außerdem kann zusätzlich die Gelenkfläche der Kniescheibenrückenfläche ersetzt werden. Ein dritter Typ von Knieprothese kommt zum Einsatz, wenn nicht nur die Gelenkflächen zerstört sind, sondern auch die restlichen Kniebänder, keinen genügenden Halt mehr gewährleisten. Dann würde das Bein im Knie O- oder x-förmig wegknicken. Deswegen benötigt man in einem solchen Fall Kniegelenkprothesen mit einer Koppelung von Ober- und Unterschenkelanteil, die bei Seitenbandinstabilität Halt gibt. Man spricht auch von gekoppelten Prothesen. Instabilitäten des vorderen und des hinteren Kreuzbandes können auch durch Oberflächenersatz-Knieprothesen ausgeglichen werden.

Es ist auch möglich, zunächst eine Teilprothese des Kniegelenks einzusetzen und bei einem weiteren Verschleiß, der die übrigen Anteile der Kniegelenkoberfläche betrifft, die Teilprothese gegen eine Vollprothese auszutauschen.

Navigation

Während Ansätze, Hüftgelenkprothesen mit einem Roboter einzusetzen, gescheitert sind, hat sich für Kniegelenkprothesen eine ganz andere technische Hilfe durchgesetzt. Durch eine Computerunterstützung kann während der Operation die genaue Platzierung der Prothesenanteile für Oberschenkel und Unterschenkel exakt geplant und durchgeführt werden.

Der besondere Vorteil liegt darin, dass die Belastungslinie des Beines (Abb. 70, S. 88) besser berechnet und während der Operation realisiert werden kann. Auch der erfahrene Operateur kann sich sonst bei einer Knieprothesenimplantation nicht so genau über die individuellen knöchernen Verhältnisse und den Sitz der Prothese orientieren, wie dies mit der Computerunterstützung eines Navigationssystems möglich ist. Sowohl die Sägeschnitte als auch die gleichmäßige Kapsel-Bandspannung (Weichteilbalancing) und auch die Rotation der Prothesenkomponenten und der Lauf der Kniescheibe können mit Hilfe der Navigation exakter bestimmt und für die operative Versorgung umgesetzt werden. Mit der optimalen Wiederherstellung der Belastungslinie werden einseitige Druckerhöhungen reduziert, die bei groben Abweichungen zu einer vorzeitigen Lockerung führen können.

Zementiert oder zementfrei?

Für die Verankerung der Kniegelenkprothesen gibt es prinzipiell zwei unterschiedliche Methoden:

Zum einen kann die Kniegelenkprothese mit Hilfe einer Art Zement in den Knochen eingesetzt, zum anderen kann sie direkt auf den Knochen aufgesetzt werden. Die *zementierte* Kniegelenkprothesentechnik hat den Vorteil, dass eine Prothese auch bei erheblich zerstörten Knochenstrukturen mit Aushöhlungen des Knochens mühelos eingesetzt werden kann. Der Zement verteilt sich zwischen noch belastungsfähiger Knochenstruktur und Prothese. Die Prothese ist unmittelbar nach Aushärten des Zements fest, und der Patient kann die Prothese schon beim ersten Aufstehen voll belasten. Es besteht keine Gefahr, dass durch die sofortige volle Belastung der Kniegelenkprothese schädliche Wirkungen für den Sitz der Prothese auftreten. Dies ist wichtig, wenn eine Gangunsicherheit besteht oder das betreffende Bein wegen anderer Erkrankungen, zum Beispiel an den Armen, nicht sicher mit Gehstützen entlastet werden kann. In der Regel werden auch bei zementierten Kniegelenkprothesen vorübergehend zwei Gehstützen gegeben, damit der Wundschmerz beim Auftreten vermindert wird, eine gute Wundheilung und Abschwellung gefördert wird und bei dem neuen Gefühl der Beweglichkeit des Kniegelenks, das vorher schmerzhaft eingesteift war, sicheres Gehen möglich ist und die Muskeln nach und nach wieder trainiert werden, um die erforderliche Kraft und Beweglichkeit für die Kniegelenkprothese zu entwickeln.

Wird eine Prothese *ohne Zement* direkt auf den Knochen aufgesetzt, so geschieht dies mit der Absicht, dass der Knochen mit der Prothese eine feste Einheit bilden soll. Dazu muss er an die Prothese heranwachsen, sodass die Prothese im Nachhinein einen festen Halt bekommt. Aus diesem Grunde muss das betroffene

Bein entlastet werden. Für eine Zeit von sechs bis acht Wochen müssen zwei Unterarmgehstützen benutzt werden. Der Fuß des betroffenen Beines soll beim Gehen Bodenkontakt haben und abgerollt werden. Das Bein darf aber nicht mit voller Belastung auf den Boden aufgesetzt werden. Andernfalls würde sich die Prothese wegen der wechselnden Belastung minimal bewegen und nicht im Knochen fest werden.

Die heutige Zementiertechnik stellt eine gute Möglichkeit zur Prothesenverankerung im Knochen dar. Zudem hat die Zement-Knochen-Verbindung den Vorteil, dass die Knieprothese gut in Scherbewegung belastet werden kann. Mit der zementfreien Prothesentechnik geht der Knochen eine innige Verbindung mit der Prothese ein. Jedoch kann auch die zementfrei eingesetzte Prothese locker werden, wenn An- und Abbauvorgänge am Knochen, z. B. bei ungünstiger Belastung, keine sichere knöcherne Fixation der Prothese mehr gewährleisten. Im Falle einer Prothesenlockerung kann die Prothese in aller Regel gegen ein anderes Modell ausgetauscht werden.

Über die sonst möglichen denkbaren Komplikationen einer Operation hinaus besteht bei der Implantation einer Kniegelenkendoprothese also zusätzlich die Gefahr der Prothesenlockerung. Eine Infektion bei einem prothetischen Gelenkersatz führt dazu, dass sich Keime im Bereich des Prothesenmaterials festsetzen und die Infektion nur schwer bekämpft werden kann. Grundsätzlich muss die Prothese bei einer Infektion entfernt werden. Dies ist eine schwerwiegende Komplikation. Anstelle der Prothese wird ein sogenannter Platzhalter aus antibiotikahaltigem Zement eingesetzt und entsprechend der mikrobiologischen Austestung über mehrere Wochen eine antibiotische Therapie durch Infusion oder Tabletten durchgeführt. Erst wenn die keimbedingte Entzündung sicher bekämpft ist und die Blutwerte ohne antibiotische Therapie im Normwertbereich sind, kann wieder eine Prothese eingebaut werden. Manchmal sind dafür mehrere Säuberungen (wiederholte offene Gelenkoperationen) nötig. Der gesamte Verlauf ohne Prothese geht i. d. R. über drei Monate.

Für die Knieendoprothetik werden Metall-, Kunststoff- und Keramikelemente verwandt. Man wählt Stoffe, die keine Abstoßreaktionen hervorrufen. Außerdem sind die beiden künstlichen Gelenkpartner nach den Erkenntnissen von Materialtests so aufeinander abgestimmt, dass über Jahre hinweg kein Verschleiß auftritt.

Bevor der Arzt zu einer Kniegelenkendoprothese rät, hat er alle anderen Behandlungsmöglichkeiten abgewogen. Hauptziel ist es, zunächst das Fortschreiten des Gelenkverschleißes aufzuhalten. Erst wenn hierbei keine ausreichende Besserung zu erwarten ist, wird die prothetische Gelenkversorgung in Erwägung gezogen.

Sofern noch eine Aussicht besteht, das Gelenk zu erhalten, wird eine ausgedehnte Gelenktoilette durchgeführt. Hierbei wird der Knorpel an allen betroffenen Stellen geglättet, Veränderungen der Schleimhaut entfernt (Synovektomie) und eine ausgiebige Spülung des Kniegelenks (Lavage) vorgenommen. Hiermit sind oft erstaunliche Ergebnisse sogar über Jahre zu erzielen.

Der künstliche Gelenkersatz ist ein segensreicher Ausweg bei einem arthrotisch zerstörten Gelenk. Dies kann uns jedoch nicht darüber hinwegtäuschen, dass mit der prothetischen Versorgung auch Probleme verbunden sind. Auch wenn das Gelenk nach Einsetzen einer Prothese in der Regel völlig schmerzfrei ist, so ist es jedoch nur vermindert belastbar. Es ist wichtig, dass der Betroffene mit dem künstlichen Gelenk leben lernt. Im Einzelfall muss das Für und Wider individuell mit dem Arzt besprochen werden.

Sport bei Kniegelenkprothesen

Sind die Ruhe- und Bewegungsschmerzen durch den künstlichen Kniegelenkersatz genommen, haben viele Patienten das Verlangen nach erhöhter körperlicher Aktivität – allein schon durch die Freude der wiedererlangten schmerzfreien Beweglichkeit. Der Drang nach verstärkter Bewegung ist prinzipiell zu unterstützen. Doch sollte kein falscher Ehrgeiz entwickelt werden. Eine vermehrte Belastung auch der Kniegelenkendoprothese kann durch die einwirkenden Druckkräfte zum Knochenabbau und zur Prothesenlockerung führen. In Abhängigkeit von der Grunderkrankung kann auch eine erhöhte Knochenbruchgefahr bestehen. Die sportliche Beanspruchung sollte im Einzelnen mit dem Arzt geklärt werden. Gymnastikübungen sind in aller Regel zu unterstützen. Die Bewegungstherapie hat das Ziel, Muskelverkürzungen zu beseitigen, die Durchblutung und damit Stoffwechselvorgänge anzuregen und die Muskulatur zu kräftigen, die zuvor schmerzbedingt übermäßig geschont worden ist. Eine weitere Schonung sollte vermieden werden. Eine Überforderung ist jedoch ebenso zu meiden. Es kommt auf ein vernünftiges Mittelmaß an, wobei Bewegung möglichst bei geringer Belastung durchgeführt werden sollte. Stets sind die sogenannten Gesundheitssportarten, Fahrradfahren und Schwimmen, zu bevorzugen.

Nachbehandlung

Auch das, was allgemein als Nachbehandlung bezeichnet wird, ist eigentlicher Bestandteil der Behandlung. Entsprechend wichtig ist die korrekte Durchführung dieser Maßnahme, um den gewünschten Behandlungserfolg zu erzielen. Falsche Verhaltensweisen können den Behandlungserfolg gefährden!

Gehstützen

Das Gehen mit zwei Gehstützen sieht einfach aus. Um damit aber sicher zu gehen und das betroffene Knie auch richtig zu entlasten, muss dies geübt werden. Dazu soll die Technik beschrieben werden, mit der die beiden Gehstützen benutzt werden.

Die Höhe der Gehstützen sollte so eingestellt sein, dass der Ellbogen leicht gebeugt wird (Abb. 75). Dies ist eine Voraussetzung, um sich auf die Gehstützen sicher aufstützen zu können und genügende Kraft zu haben. Bei zu niedrigen Gehstützen kann man sich mit den Armen nicht mehr abstützen; bei zu hoch eingestellten Gehstützen kann mit den zu weit gebeugten Ellbogenge-

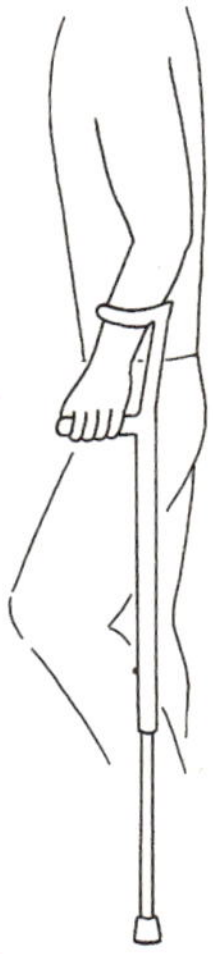

Abb. 75
Gehstützen-Einstellung.
Die Höhe der Gehstütze muss so gewählt werden, dass der Arm im Ellbogen leicht gebeugt ist. Damit sind die beste Kraftwirkung und die größte Sicherheit gegeben.

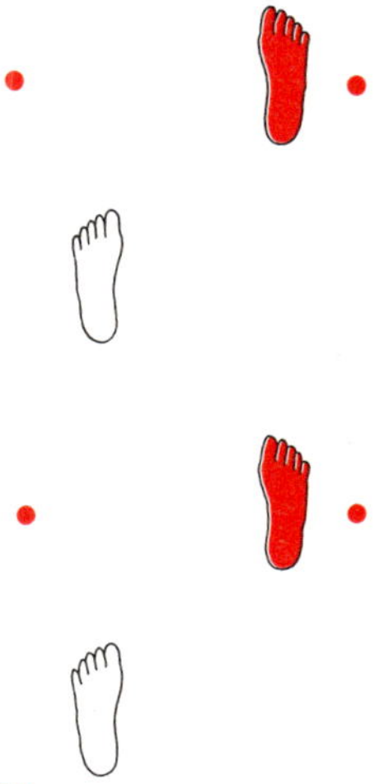

Abb. 76
Entlastung eines Beines mit zwei Gehstützen.
Beide Gehstützen werden gleichzeitig mit dem betroffenen Bein eingesetzt.

lenken ebenfalls keine genügende Kraft ausgeübt werden. Wenn ein Bein entlastet werden soll, werden beide Gehstützen gleichzeitig mit dem betroffenen Bein aufgesetzt. Anstatt das Bein zu belasten, wird das Körpergewicht über die Arme mit den Gehstützen abgefangen (Abb. 76). Das Bein ist dann ohne wesentliche Gewichtsbelastung.

Wenn nötig, kann das Bein völlig ohne Gewichtsbelastung sein. Dies entspricht einer absoluten Entlastung des Beins und damit des Kniegelenks. In der Regel soll der Fuß Bodenkontakt haben. Auf keinen Fall soll mit den Gehstützen so gehinkt werden, dass das Bein in der Luft gehalten wird. Hierbei werden nicht nur die Muskeln vermehrt angespannt und das Kniegelenk in einer ständigen Beugestellung gehalten, sondern im Extremfall können solche Gelenkstellungen durch eine muskuläre Verspannung und Verhärtung fixiert werden. Daraus resultiert dann eine Gelenkkontraktur. Das Gelenk kann schließlich nicht mehr frei bewegt werden.

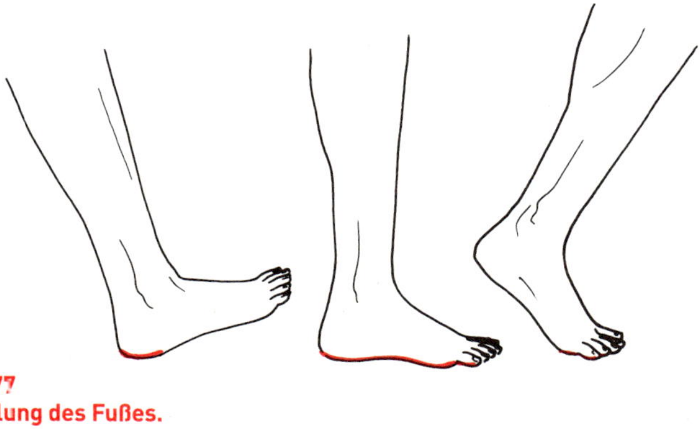

Abb. 77
Abrollung des Fußes.
Auch beim Gehen ohne Gewichtsbelastung soll der Fuß richtig abgerollt werden.
links: Aufsetzen der Ferse.
Mitte: Der ganze Fuß hat Bodenkontakt.
rechts: Die Zehen halten den Bodenkontakt bis zuletzt.

Wenn der Fuß mit der Fußsohle Bodenkontakt hat, kann die normale Schrittabwicklung nachgeahmt werden. Der Fuß wird mit der Ferse aufgesetzt, ohne wesentliche Gewichtsbelastungen abgerollt und hat zuletzt nur noch mit dem Vorfuß Bodenkontakt (Abb. 77). Die Schrittphasen werden mit Beugung und Streckung des Kniegelenks durchgeführt. Das Kniegelenk wird leicht gebeugt und wieder gestreckt, also ohne Gewichtsbelastung bewegt. Diese Bewegung des Kniegelenks mit ihrem Pumpmechanismus ist auch wichtig für die Ernährung des Knorpels.

Eine erlaubte Teilbelastung des Kniegelenks, z.B. 20 kg, soll mit einer Badezimmerwaage ausprobiert werden. Dazu steht das betroffene Bein auf einer Badezimmerwaage, das andere Bein mit vollem Gewicht auf gleicher Höhe (Abb. 78). Nun soll der Fuß des betroffenen Beins mit so viel Gewicht dosiert aufgesetzt werden, dass, entsprechend 10 kg, 15 kg, 20 kg oder auch halbes Körpergewicht, Belastung aufgebracht wird. Auf diese Weise bekommt man ein Gefühl für die jeweils erlaubte Teilbelastung. Im Verlauf

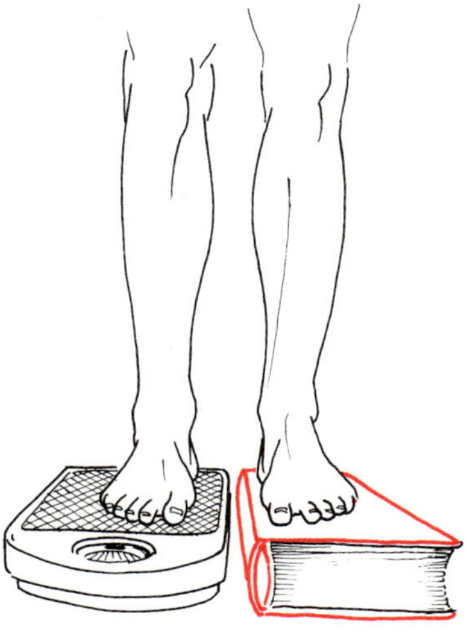

Abb. 78
Gewichtstestung auf der Badezimmerwaage.
Um die Gewichtsdosierung zu erproben, soll der erlaubte Auftrittsdruck mit einer Badezimmerwaage getestet werden. Der andere Fuß muss auf gleicher Höhe wie die Waage stehen.

der Behandlung sollte dies mehrmals in Abständen kontrolliert werden.

Die Zeitdauer, für die Gehstützen benutzt werden müssen, ist von der Art der Knieverletzung und der Operation abhängig. Ist lediglich ein Teil des Meniskus entfernt worden, so werden die Gehstützen in der Regel nur für einige Tage notwendig sein, um einer Schmerzhaftigkeit beim Auftreten oder einer Schwellneigung vorzubeugen. Ist dagegen eine Operation am Knorpel oder an den Kreuzbändern vorgenommen worden, so müssen in der Regel über Wochen zwei Gehstützen benutzt werden, damit die Heilung ohne Störung durch Belastungsdruck oder Scherbewegung vonstattengehen kann.

Wenn eine Entlastung mittels Unterarmstützen über längere Zeit durchgeführt werden muss, sollte der Übergang zur Vollbelastung ohne Gehstützen nicht abrupt, sondern allmählich über Tage geschehen. Dadurch wird die Gewichtsbelastung allmählich gesteigert bis zum halben Körpergewicht. Sodann kann eine Geh-

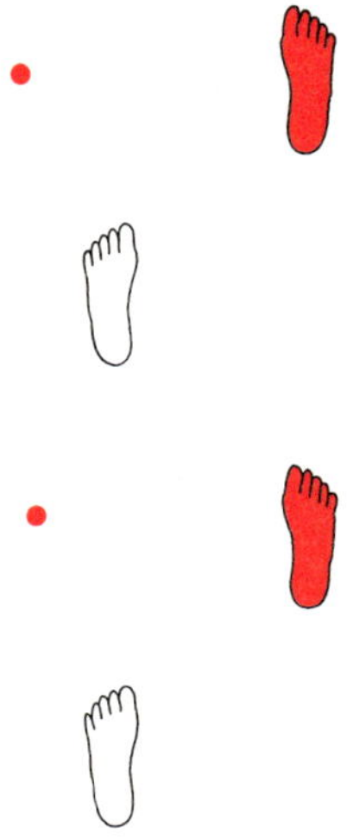

Abb. 79
Gehen mit einer Gehstütze.
Damit das Körpergewicht auf die Gehstütze verlagert werden kann und nicht das betroffene Bein belastet ist, muss die Gehstütze auf der Seite des gesunden Beines geführt werden. Sie wird gleichzeitig mit dem betroffenen Bein aufgesetzt, und das Körpergewicht wird auf die Gehstütze gelehnt, während das gesunde Bein ohne Bodenkontakt ist. Die Gehstütze auf der Seite des betroffenen Beines zu führen ist falsch! Dann wird das betroffene Bein trotz Gehstütze vermehrt belastet.

stütze, zunächst im Hause, weggelassen werden. Die Gehstütze, die dann noch benutzt wird, soll auf der Seite des gesunden Beins eingesetzt werden. Nur wenn die Gehstütze auf der gesunden Seite benutzt wird, kann das Körpergewicht beim Auftreten mit dem betroffenen Bein zur anderen Seite auf die Gehstütze verlagert werden (Abb. 79). Das Tragen der Gehstütze auf der kranken Seite ist nicht effektiv, weil das Körpergewicht dann im Wesentlichen auf dem betroffenen Bein ruht.

Der Übergang von zwei Gehstützen auf eine und das völlige Weglassen der Gehstützen sollte zunächst im Haus ausprobiert werden. Dies empfiehlt sich, weil man zum einen im Haus kürzere Wege hat, zum anderen besteht jederzeit die Möglichkeit, eine Pause zu machen oder auf eine bzw. zwei Gehstützen zurückzugreifen.

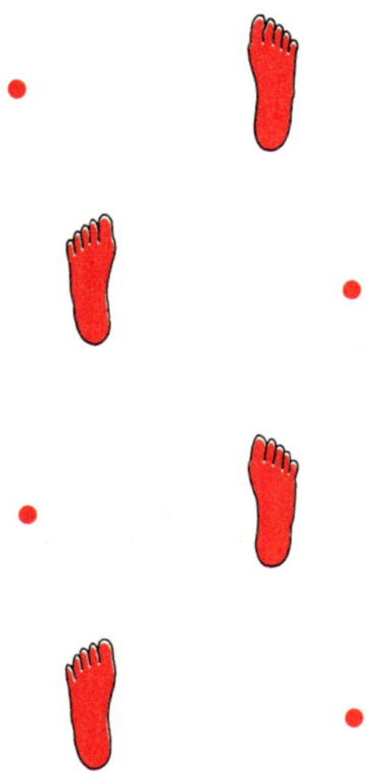

Abb. 80
Vierfüßlergang.
Sollen beide Beine weniger belastet werden, so muss jeweils die Gehstütze auf der Gegenseite eingesetzt werden. Das Gewicht wird jeweils auf die Gehstütze verlagert.

Vierfüßlergang

Sollen beide Beine teilweise entlastet werden, so können die Gehstützen nicht mehr gleichzeitig aufgesetzt werden. Sie müssen dann wechselseitig gebraucht werden. Dies geschieht in dem sogenannten Vierfüßlergang: Mit dem Bein wird jeweils auf der Gegenseite eine Gehstütze aufgesetzt. Das Körpergewicht wird auf die Gehstütze verlagert und das Bein auf der anderen Seite jeweils entlastet (Abb. 80). Dieser Gehstützeneinsatz ist wegen der besonderen Anforderungen an die Koordination oft schwer zu lernen. Beim Üben muss man von Anfang an darauf achten, den Gehstockeinsatz korrekt durchzuführen und zeitlich genau gleichzeitig mit dem Aufsetzen der Beine. Das Üben lohnt sich, denn dies ist die einzige Möglichkeit, beim Gehen für beide Beine eine relative Entlastung zu erreichen.

Hoch lagern und Kühlen

Wir sind nicht verwundert, wenn wir nach einer Prellung ein Anschwellen der betreffenden Stelle beobachten. Eine Schwellung nach einer Operation ist eine vergleichbare Reaktion. Durch die Reizung lagert das Gewebe Flüssigkeit ein und erscheint verdickt und geschwollen. Die Durchblutung ist zunächst gesteigert und führt dazu, dass zusätzlich Flüssigkeit in das Gewebe abgegeben wird.

Zur Behandlung bieten sich zwei Maßnahmen an. Zum einen sollte das Knie in Ruhephasen hoch gelagert werden. Das Knie sollte höher liegen als die Hüfte, damit die Flüssigkeit entsprechend abfließen kann, denn Wasser fließt nur den Berg hinab. Zum anderen kann eine kurzzeitige Kühlung zum Abstrom der Flüssigkeit beitragen. Dazu werden Eis oder kalte Kompressen (nicht kälter als 4 bis 8 °C, damit keine Hautverletzungen auftreten!) für etwa 10 Minuten auf den geschwollenen Bereich aufgelegt. Die Durchblutung wird dadurch zunächst vermindert. Im Nachhinein setzt eine Mehrdurchblutung ein, die auch zum Abtransport der Flüssigkeit im Knie beiträgt. Außerdem macht die Kälteeinwirkung das Knie unempfindlicher. Es hat keinen Zweck, die Kälteauflage länger als 10–15 Minuten wirken zu lassen. In diesem Rhythmus sollte man also die Stelle, auf der die Kühlkompresse liegt, wechseln. Die Kühlung sollte mehrmals täglich wiederholt werden.

Bewegung ist das oberste Gebot

Es gibt nur wenige Ausnahmen, unter welchen Umständen das Kniegelenk nach einer Operation nicht bewegt werden darf.

Die passive Bewegung wird durch Krankengymnasten durchgeführt, um beispielsweise den Bewegungsraum des Kniegelenks zu vergrößern und die Einsteifung des Gelenks nach einer Ruhiglagerung zu verhindern.

Bei der aktiven Bewegung wird die Muskulatur angespannt und das Gelenk willentlich bewegt. Die aktive Bewegung führen wir also täglich durch. Die Anspannung der Muskeln sorgt dafür, dass das Blut und die Lymphflüssigkeit aus den Beinen gegen die Erdschwere zurückgepumpt werden. Damit werden auch die bei Schwellung ins Gewebe eingelagerte Flüssigkeit und die Ergussbildung im Kniegelenk bekämpft. Deswegen sind die Durchbewegung des Gelenks und das Abrollen des Fußes auf dem Boden beim Gehen wichtig. Ansonsten staut sich die mit dem Blut ins Bein transportierte Flüssigkeit an, und die Schwellung nimmt weiter zu.

Schon bald nach der Operation können im Bett Übungen durchgeführt werden. Zum Beispiel soll das gesamte Bein in der Hüfte angehoben werden, die Zehen können nach oben hin angespannt werden oder auch das ganze Bein gestreckt diagonal zur Gegenseite nach oben bewegt werden. Diese ersten Übungen im Bett stellen eine Minimalbeanspruchung dar. Sie haben den Vorteil, dass sie jederzeit vom Patienten durchgeführt werden können, unabhängig vom sonstigen Gymnastikprogramm.

Knieschiene zur Stabilisierung

Vor allem nach Verletzungen der Kreuzbänder werden Knieschienen, sogenannte Orthesen, empfohlen, die dem Kniegelenk von außen zusätzlichen Halt geben. Um das Kniegelenk nach einer Bandoperation oder wegen einer Instabilität nach Bandverletzung zu stabilisieren, sind diese Schienen meist relativ groß mit breiter Anlage an Oberschenkel und Unterschenkel. Diese Schienen sollen eine wichtige Funktion für das Kniegelenk übernehmen. Es kann nur davor gewarnt werden, die Knieschiene nach der Operation eigenmächtig wegzulassen oder ohne Schiene Sport zu treiben, weil die Gefahr besteht, dass das Kniegelenk wegknickt. Hinterlässt die Schiene Druckstellen oder rutscht sie am Bein, muss sie kontrolliert und gegebenenfalls umgeändert werden. Bei Volumenzunahme oder Verschlechterung der Muskulatur sollte der Sitz der Schiene prinzipiell überprüft werden.

Oft besteht der Wunsch, die relativ große und mitunter umständlich anzulegende Knieschiene gegen eine Bandage auszutauschen. Eine Bandage kann aber nicht annähernd die Stabilität verschaffen, die mit einer Knieschiene erreicht wird.

Knieschule – sinnvoll schonen, wirkungsvoll vorbeugen

Mit der Knieschule sollen Verhaltensmaßnahmen für den Alltag eingeübt werden, um die Kniegelenke zu schonen. So sollen Knieschäden vermieden werden, und in Kombination mit täglichen Übungen des Krankengymnastikprogramms soll die Gelenkfunktion des Knies verbessert werden. Viele Patienten mit Kniebeschwerden haben durch eigene Erfahrungen bestimmte Verhaltensmaßnahmen entwickelt, oft sogar ohne sich dessen bewusst zu sein. In der Knieschule wurden diese Erfahrungen zusammengetragen. Die Verhaltensmaßnahmen sollen im Bewegungsablauf so einstudiert werden, dass sie schließlich ganz automatisch übernommen werden.

Spezieller Hinweis: Wenn Sie die Knieschule unter krankengymnastischer Anleitung einüben möchten, finden Sie und Ihr Krankengymnast einen beispielhaften Vorschlag eines 6-stündigen Trainingsprogramms unter:

www.uni-regensburg.de/orthopaedie/knieschule

Die 10 Regeln der Knieschule

1. Du sollst dich bewegen

Durch unseren Alltag sind wir oft über längere Zeit zu einseitigen Belastungen, z. B. langem Sitzen oder Stehen, gezwungen. Die natürliche Abwechslung zwischen Bewegung und Ruhe, Belastung und Entlastung findet nicht statt. Mitunter sind wir sogar längere Zeit in einer anstrengenden Haltung. Kniebeschwerden zeigen sich aber manchmal erst im Nachhinein.

Da der Gelenkknorpel keine Blutgefäße besitzt und nur durch den Wechsel von Be- und Entlastung ernährt wird, ist die Bewegung für die Knorpelernährung wichtig. Bei Haltungskonstanz oder Bewegungsarmut ist die Knorpelernährung verschlechtert («wer rastet, der rostet»).

Gleichwohl muss die Belastung dosiert werden. Wenn möglich, sollte die Bewegung ohne große Belastung durchgeführt werden.

Alle Bewegungen sollten mit einem sicheren Gefühl durchgeführt werden. Ist das Zusammenspiel der Muskulatur gestört, so kann schon das Gehen auf einem holprigen, unebenen Weg zu Gangunsicherheiten und somit zu völlig unkontrollierter Belastung des Kniegelenks führen. Ist das Kniegelenk wegen unzureichender Bandführung (z. B. Verlust des vorderen Kreuzbandes, Überdehnung der Seitenbänder) instabil, so sollten Belastungen unter Verdrehbewegungen vermieden werden, sofern die Muskulatur diese Bewegungen nicht genügend sichern kann. «Stop-and-go»- oder «Zickzack»-Sportarten stellen wegen der Druckerhöhung durch Anlaufen und Stoppen eine große Belastung für das Kniegelenk dar. Insbesondere bei arthrotischen Veränderungen müssen stärkere Belastungen, die den Knorpel schädigen können, vermieden werden.

Der Idealfall wäre also eine Bewegung ohne Belastung. Anzustreben deshalb ist eine Bewegung mit möglichst vollem Bewegungsumfang bei geringer Kniegelenkbelastung. Extrembelastungen müssen vermieden werden. Deshalb lautet das Motto: **Viel bewegen, wenig belasten!**

Bei einer unzureichenden Bandfestigkeit des Kniegelenks (z. B. Verlust des vorderen Kreuzbandes) können auch für Bewegungen im täglichen Leben bestimmte Vorgehensweisen hilfreich sein. Kommt das «Wegknicken» des Kniegelenks bei einigen Bewegungen immer wieder vor, so sollte man sich diese Bewegungen merken und die Vermeidung dieses Bewegungsablaufs trainieren. So kann beispielsweise bei Verlust des vorderen Kreuzbandes das Treppabgehen in maximaler Außenstellung des Fußes die Stabilität des Kniegelenks verbessern. Wenn also das Kniegelenk bei normaler Fußstellung beim Treppabgehen weggeht, so kann im Einzelfall durch die Außendrehung des Fußes die Stabilität des Kniegelenks verbessert werden.

2. Verringere dein Körpergewicht

Unsere Beine haben mit jedem Schritt nicht nur das gesamte Körpergewicht zu tragen, sondern zusätzlich noch die Belastungskraft durch das Auftreten und Abstoßen. Durch die Geschwindigkeit beim Auftreten kann die Belastung über das Körpergewicht hinaus wesentlich erhöht werden (Kraft = Masse × Beschleunigung). Die Belastung ist der entscheidende Grund, dass sich vor allem an Knie- und Hüftgelenken, also an den Gelenken der Beine, Arthrosen entwickeln, während die Gelenke der Arme, also Schultern und Ellbogen, nicht stetig unter einer solchen Druckbelastung sind und dadurch nicht in diesem Maße der Gefahr der Arthroseentwicklung unterliegen.

Bei Knieschmerzen tendiert der Betroffene oft zu einer Schonung des Gelenks. Die körperliche Aktivität wird reduziert, z. B. werden sogar kurze Gehstrecken vermieden, das Kniegelenk wird zunehmend weniger bewegt und beansprucht. Die Konsequenz hieraus ist in der Regel eine weitere Zunahme des Körpergewichts aufgrund der verringerten körperlichen Aktivität. Durch die Zunahme des Körpergewichts wiederum wird das Gelenk umso mehr belastet – ein Teufelskreis.

Mit der Abnahme des Körpergewichts wird eine wesentliche Einflussgröße für die weitere Verschlimmerung von Kniegelenkbeschwerden verkleinert. Zu diesem Zweck sollten alle Möglichkeiten genutzt werden, wie kalorienbewusstes Essen und sportliche Aktivitäten, z. B. Gymnastik, Radfahren oder Schwimmen.

3. Entlaste dein Kniegelenk

Ist hauptsächlich ein Kniegelenk betroffen, so wird die Gewichtsbelastung dieses Kniegelenkes unbewusst reduziert, indem die nicht betroffene Seite die Hauptbelastung beim Stehen oder Gehen übernimmt. Muss das Kniegelenk völlig entlastet werden, so kann dies nur mit zwei Gehstützen erfolgen, indem die Arme über die Gehstützen die Belastung übernehmen und das betroffene Bein ganz entlasten. Der Fuß hat dann nur Bodenkontakt und wird ohne Belastung abgerollt (s. S. 107).

Schmerzen beide Kniegelenke bei Belastung, so wird mit einem sogenannten Vierfüßlergang, dem wechselseitigen Gebrauch der einen und anderen Gehstütze, eine relative Entlastung für beide Beine geschaffen (s. S. 107). Das Aufsetzen der Gehstützen geschieht jeweils wechselseitig, zusammen mit dem linken Bein wird die rechte Gehstütze, zusammen mit dem rechten Bein die linke Gehstütze aufgesetzt und das Körpergewicht und die Belastungskraft auf die Gehstützen verlagert.

Der Gebrauch von Gehstützen sollte jedoch allenfalls eine kurzzeitige Maßnahme bei massiven Beschwerden sein. Wichtig sind kniegelenkschonende Verhaltensmaßnahmen, um Belastungen im Alltag abzubauen und die Bewegung weitgehend ohne das Handikap von Gehstützen ausführen zu können. Die Entlastung eines oder beider Kniegelenke folgt dem Prinzip der Kraftübernahme durch die Arme.

So kann beispielsweise das Aufstehen vom Stuhl durch Einsetzen der Armkraft erleichtert werden (Abb. 81–84). Kann man sich in einer Runde einen Platz aussuchen, so sollte man eine Sitzgelegenheit mit relativ hoher Sitzfläche wählen, also kein Sofa (niedrige Sitzfläche, weiche Polster, sodass man noch weiter einsinkt). Man sollte auf jeden Fall darauf achten, dass man einen feststehenden Stuhl mit Armlehnen hat, damit man sich zum Aufstehen abstützen kann.

Wenn man zu Arbeiten am Boden in die Knie gehen muss, kann man sich beispielsweise auf einem Hocker abstützen. Durch das Abstützen mit den Armen wird jeweils ein Teil der Belastung vermindert, die sonst von den Kniegelenken getragen werden muss.

Abb. 81–84
Aufstehen vom Stuhl.

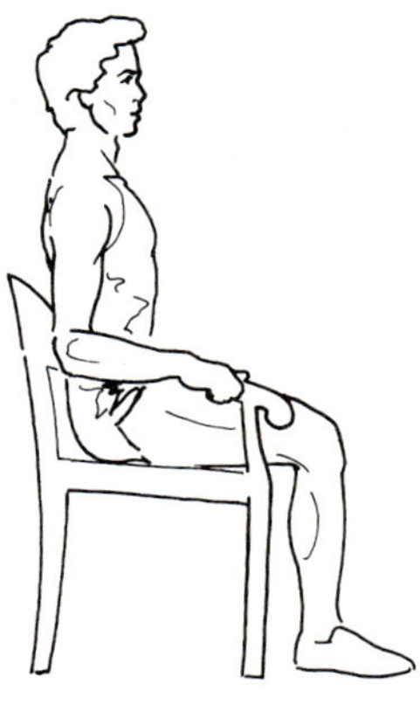

Abb. 81
Ein Stuhl mit hoher Sitzfläche und hohen Lehnen ermöglicht die Verringerung der Gewichtsbelastung des Beins beim Aufstehen.

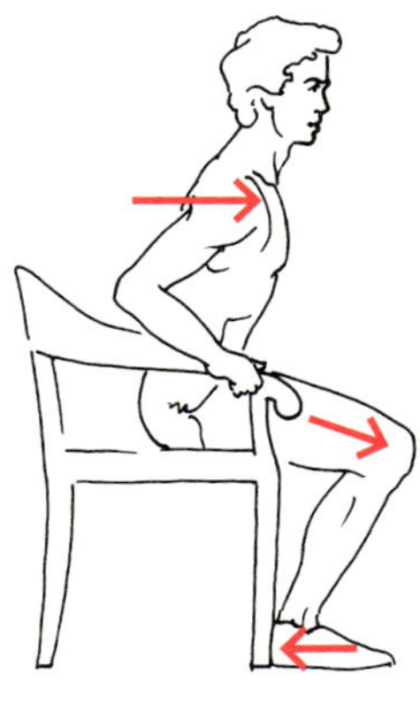

Abb. 82
Fersen an den Stuhl stellen, auf der Sitzfläche nach vorne rücken und den Oberkörper nach vorne neigen.

4. Trage keine schweren Lasten

Das Tragen von schweren Lasten ist nicht nur für die Wirbelsäule ungünstig. Um die Belastung der Wirbelsäule zu vermeiden, sollten beim Heben und Tragen alle Lasten nah am Körper gehalten werden. Alle Lasten wirken zusätzlich auf das Kniegelenk. Besonders ungünstig für die Kniegelenke ist das Anheben und Absetzen von Lasten unter Beugung der Kniegelenke. Dadurch wird die Kraft, die auf die Kniegelenke wirkt, vergrößert.

Ebenso sollte man sich dessen bewusst sein, dass eine Drehbewegung in den Kniegelenken ungünstig ist. Vor allem bei Stand- und Gangunsicherheiten der Kniegelenke kann eine zusätzliche Krafteinwirkung schnell zu einer Instabilität, einem Wegknicken der Kniegelenke führen. Wer also unter einer verminderten Stabi-

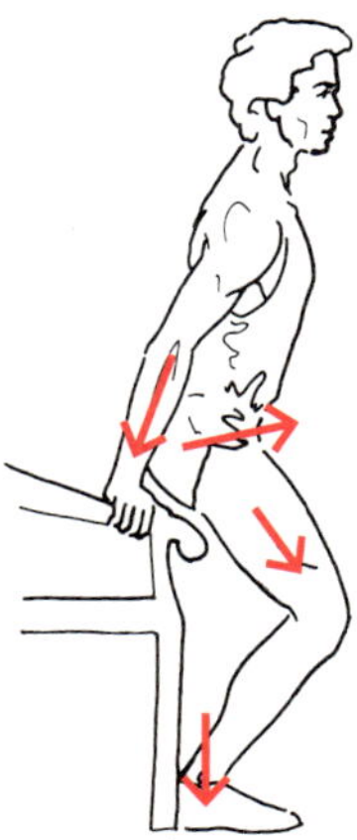

Abb. 83
Durch die Kraft der Arme an den Lehnen hochdrücken, bis die Arme gestreckt sind.

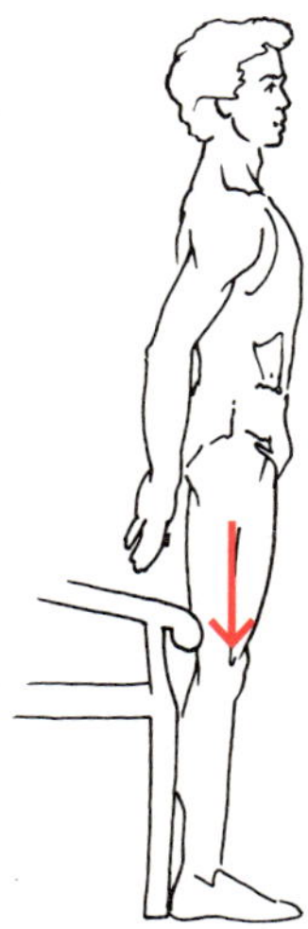

Abb. 84
Bei noch leichter Kniebeugung muss nur die restliche Streckung über die volle Gewichtsbelastung der Knie durchgeführt werden.

lität des Kniegelenks leidet, der sollte, wenn er zusätzliche Lasten heben oder tragen muss, die kniegelenkstabilisierende Muskulatur bewusst einsetzen und Verdrehbewegungen während des Gehens und Stehens möglichst vermeiden. Am günstigsten ist es deswegen, Lasten von vorn nah am Körper zu heben und zu tragen und nur so lange, wie es unbedingt erforderlich ist. Schaffen Sie zur Not selbst Ruhepausen, um die Gewichte abzulegen und Ihre Kniegelenke ohne Belastung durchzubewegen.

Eine einseitige Belastung, also das Tragen eines schweren Gewichts auf einer Körperseite, führt zu einer ungleichmäßigen Beanspruchung der Gelenke. Der Bewegungsablauf ist dann ganz besonders gestört. Seien Sie daher bemüht, Lasten gleichmäßig zu verteilen oder so, dass ein geschädigtes Gelenk geschont wird. Seien Sie darauf bedacht, Lasten möglichst nicht zu tragen, sondern z. B. auf Rollen zu schieben oder zu ziehen.

5. Vermeide längeres Stehen und Gehen

Beim Stehen und Gehen wird unser Körpergewicht stets von den Beinen getragen. Eine andauernde Druckbelastung des Gelenkknorpels führt zur Verschlechterung der Ernährung und damit zum Verschleiß. Sorgen Sie daher dafür, dass Sie wiederkehrende Erholungspausen einschalten können, in denen Sie sich setzen. In begrenzter Form kann ein Anlehnen helfen, womit Sie Ihre Kniegelenke zumindest von einem Teil Ihres Körpergewichts befreien. Sehen Sie zu, dass Sie Ihre Kniegelenke in den Pausen ohne Belastung bewegen, da Sie so den Stoffwechsel des Knorpels fördern. Besonders ein angeschlagener Knorpel braucht Erholungspausen durch Entlastung.

6. Trage Schuhe mit flachen Absätzen

Hohe Absätze werden wegen der modischen Form gewählt und wegen der Betonung der Wadenmuskulatur. Der Auftritt des Fußes ist entsprechend der Höhe des Absatzes unsicher, weil die

Standfläche verkleinert und der Fuß in eine ungünstige Vorgabe für die Schrittabwicklung gestellt wird. Eine Trittunsicherheit besteht nicht nur auf extrem hohen, spitzen Absätzen (Abb. 85), sondern bei bandschwachen Gelenken auch schon auf mäßig hohen Absätzen. Als Ausgleich zum erhöhten Absatz wird das Kniegelenk leicht gebeugt. Um in dieser Position stehen zu können, muss die Muskulatur vermehrt angespannt werden. Die Folge ist ein erhöhter Druck auf das Kniegelenk, insbesondere auf die Kniescheibe, ähnlich wie beim Treppabgehen. Die Muskulatur der Oberschenkelvorderseite führt durch die vermehrte Anspannung beim Stehen und Gehen zu einem starken Andruck der Kniescheibengelenkfläche. Dadurch wird der Knorpel anhaltend unter Belastungsdruck gesetzt und infolgedessen die Ernährungssituation verschlechtert. Mit flachen Absätzen kann das Kniegelenk gerade durchgedrückt werden, und die Kniescheibenrückfläche ist ohne erhöhten Anpressdruck. Wählen Sie daher Absätze, die Ihnen einen sicheren Stand erlauben und bei denen das Kniegelenk ohne Mühe gerade durchgestreckt werden kann. Hohe Absätze sollten Sie nur ausnahmsweise tragen.

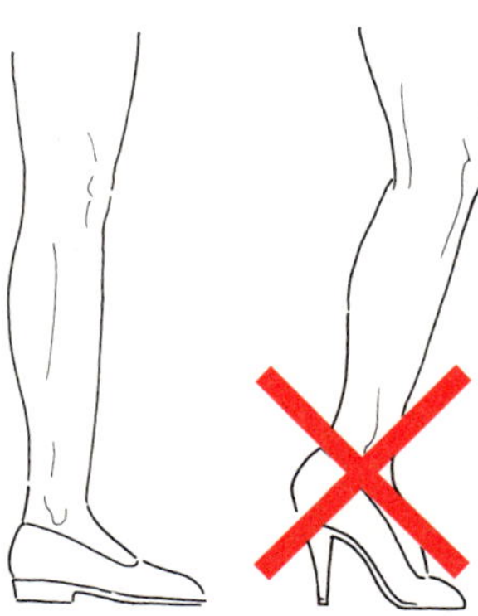

Abb. 85
Trittunsicherheit bei hohem Absatz. Bei niedrigem Absatz kann das Knie ganz durchgestreckt werden. Bei hohem Absatz muss das Kniegelenk gebeugt werden, damit der Körperschwerpunkt in der verkleinerten Standfläche des Schuhes bleibt. Für diesen Balanceakt wird die Muskulatur vermehrt angestrengt.

7. Gehe auf weichen Sohlen

Der Untergrund, auf dem wir gehen, hat Bedeutung für die Druckwirkung auf die Gelenke, besonders beim Auftritt. Viele Betroffene kennen das Phänomen, dass sie bei einem Spaziergang durch die Stadt auf dem gepflasterten Boden eher Kniegelenkbeschwerden bekommen als beim Spaziergang durch den Wald oder auf Wiesengrund.

Mit jedem Auftritt auf den Boden wirkt abrupt eine starke Kraft auf Ferse, Knie- und Hüftgelenk. Der Aufpralldruck der Ferse bestimmt sich durch Körpergewicht und Geschwindigkeit, mit denen aufgesetzt wird. Auf hartem Untergrund muss die volle Kraft durch die Beine und damit durch die Kniegelenke abgefangen werden. Bei weichem Boden sinkt der Boden unter der Belastung etwas ein, und der Auftritt wird abgefedert.

Unseren Untergrund, auf dem wir gehen, können wir uns in der Regel nicht aussuchen. Sehr wohl können wir aber auf den Auftrittsdruck Einfluss nehmen, indem wir eine entsprechend weiche Polsterschicht unter dem Fuß wählen. Dies können weiche Sohlen, z.B. gepolsterte Sohlen (etwa von Turnschuhen), sein, spezielle Polster unter den Fersen (Fersenkissen) oder unter der gesamten Fußsohle oder auch ein besonders weicher Absatz, der Pufferabsatz. Diese weichen Schichten übernehmen durch ihre Stoßdämpferwirkung eine Schutzfunktion für den Knorpel. Die Auftrittskraft, die unter dem Fuß selbst gepuffert wird, kann nicht mehr voll auf den Knorpel wirken. Der Belastungsdruck ist vermindert.

8. Vermeide starke Kniebeugung

Beim Gesunden erscheint die Kniegelenkbewegung in Streckung wie Beugung völlig gleichmäßig. Tatsächlich kann die Durchbewegung des Gelenks in eine Roll- und in eine Gleitbewegung aufgeteilt werden.

Wird das Kniegelenk aus voller Streckung gebeugt, so bewegt sich der Unterschenkel mit seiner Gelenkfläche zunächst entlang der Oberschenkelrolle, bis bei ca. 30–40° Beugung die Rollbewegung von einer Gleitbewegung abgelöst wird. Dabei verschiebt sich die Oberschenkelgelenkfläche nur noch auf dem Unterschenkelkopf.

Bei einer Beugung des Kniegelenks ohne Belastung (z.B. Fahrrad fahren in der Luft) ist auch die gesamte Beugung relativ druckfrei. Geschieht die Beugung des Kniegelenks unter Belastung, z.B. bei einer Kniebeuge, so geraten Ober- und Unterschenkel vor allem im hinteren Gelenkteil unter vermehrte Druck- und Scherwirkung. Dabei kann sogar der hintere Meniskus zwischen Ober- und Unterschenkel eingeklemmt werden. Durch wiederholten Druck unterliegen die Meniskushinterhörner einem zunehmenden Verschleiß und können schließlich einreißen.

Ein weiterer ungünstiger Belastungseffekt der maximalen Kniebeugung findet sich an der Kniescheibe. Mit zunehmender Beugung wird die Kniescheibenrückfläche wie die Sehne eines Flitzbogens (Abb. 86) unter vermehrten Druck gebracht. Dies führt dazu, dass der Knorpel der Kniescheibenrückfläche verschleißt. Dieser Mechanismus wird bei Gewichtsbelastung noch verstärkt, da dann die Anspannung des vorderen Oberschenkelmuskels, in dessen Sehne die Kniescheibe eingelagert ist, größer

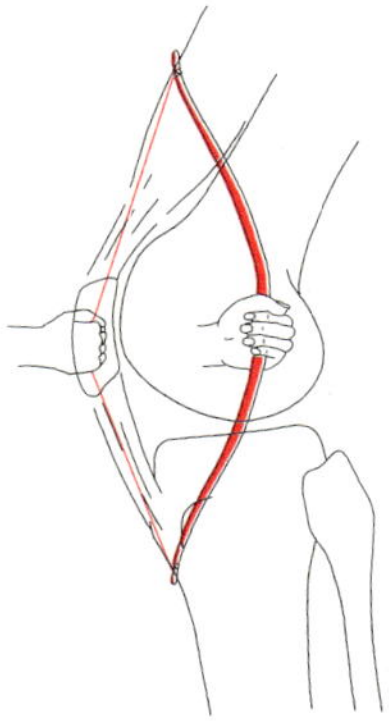

Abb. 86
Anpressdruck der Kniescheibe.
Mit vermehrter Beugung steigt der Druck unter der Gelenkfläche der Kniescheibe wie bei der Sehne eines Bogens.

wird. Aber auch bei maximaler Kniebeugung ohne zusätzliche Haltearbeit durch die Muskulatur ist der Anpressdruck der Kniescheibe sehr hoch.

Für den Alltag ist es wichtig zu betonen, dass die Kniehocke oder das Sitzen z. B. in einem tiefen Sessel oder auf niedrigen Bänken vermieden werden soll. Ein Beispiel zur Verbesserung des Sitzens und Erleichterung des Aufstehens ist in Regel 3 beschrieben.

Um beim Schuhanziehen die Kniebeugung zu vermeiden, sollte man sich nicht davor scheuen, einen langstieligen Schuhanzieher zu gebrauchen und Schuhe auszuwählen, die damit anzuziehen sind.

Für Arbeiten in Bodennähe müssen Ausgleichsmechanismen gesucht werden, die das Kniegelenk entlasten. Das Sitzen in der tiefen Kniehocke kann durch knien vermieden werden. Dabei sollte unter die Kniegelenke ein weiches Polster gelegt werden, um Druck auf die Kniegelenke zu vermeiden (Abb. 87).

Um das Niederknien und Aufstehen zu erleichtern, kann man sich mit den Händen abstützen, beispielsweise auf einen Hocker (Abb. 88). Man stellt den Hocker an die Seite des betroffenen Beins. Nun stützt man sich mit der Hand der betroffenen Seite

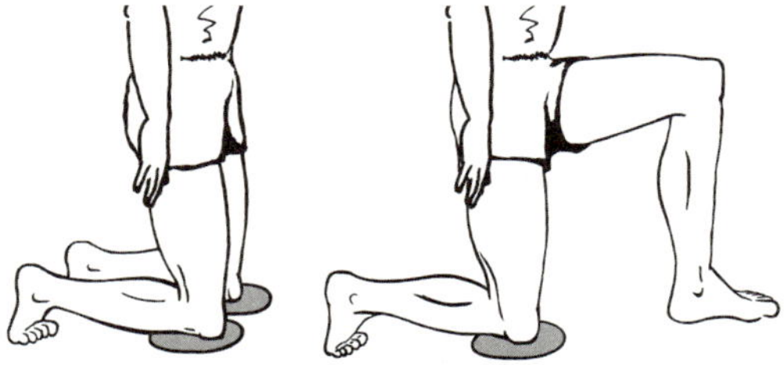

Abb. 87
Fersensitz und Hocke bedeuten eine maximale Kniebeuge und damit eine Druckbelastung im Kniegelenk. Günstiger sind ein Knien ohne Fersensitz oder eine Position mit einem Bein kniend, mit dem anderen hockend.

auf den Hocker und mit der anderen Hand auf den anderen Oberschenkel und geht langsam in die Tiefe, bis das betroffene Kniegelenk am Boden aufliegt.

In umgekehrter Weise kann man sich über das gesunde Kniegelenk und den Hocker wieder aufrichten.

Für Arbeiten in Bodennähe müssen Ausgleichsmechanismen gesucht werden, die das Kniegelenk entlasten. Bei Arbeiten am Boden sollte man also nicht im Fersensitz knien oder in der Hocke sitzen. Besser ist es, wenn man ohne Fersensitz kniet oder ein Bein kniend, das andere hockend aufsetzt.

Hohe Sitzflächen haben nicht nur den Vorteil einer verminderten Druckbelastung im Kniegelenk während des Sitzens, sondern sie sind auch für das Aufstehen von Vorteil. Da der Körper bereits erhöht ist, ist der Kraftaufwand für die Restbewegung zum Stehen geringer. Am günstigsten ist das Sitzen und Aufstehen von einem hohen Stuhl mit zwei hohen Armlehnen, die bis zur Vorderkante des Stuhls reichen. Dann kann das Aufstehen durch Abdrücken mit den Armen erleichtert werden (Abb. 81–84).

Das Aufstehen aus einem solchen Stuhl teilen wir in einzelne Phasen: Zunächst rutscht man auf den vorderen Teil der Sitzflä-

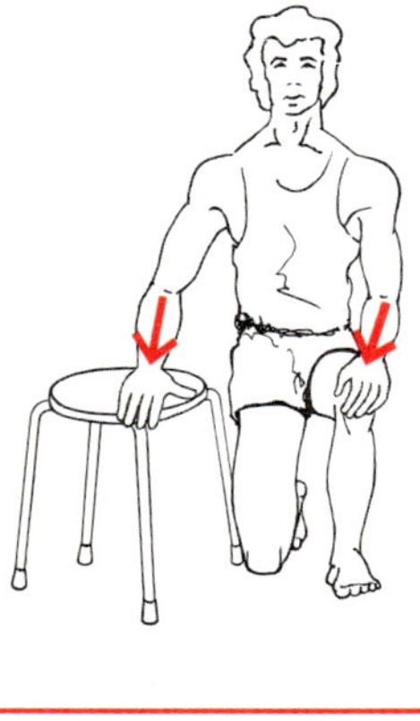

Abb. 88
Zum Niederknien auf dem Boden oder Aufstehen vom Boden kann man sich mit einer Hand auf dem Oberschenkel, mit der anderen Hand auf einem Gegenstand abstützen und so sein Kniegelenk entlasten.

che, stellt die Füße dicht an die Vorderseite des Stuhls heran, mit beiden Fersen auf dem Boden. Dann wird der Oberkörper nach vorne geneigt, um den Schwerpunkt zu verlagern. Wenn der Oberkörper zurückbleibt, wird das Hebelgewicht auf den Oberschenkeln vergrößert, und die Belastung unter der Kniescheibe und im Kniegelenk steigt an. Mit vorgeneigtem Oberkörper werden beide Hände an den vorderen Rand der Armlehnen aufgesetzt, und man stößt sich mit Kraft aus dem Stuhl hoch, bis die Arme gestreckt sind. Dadurch hat man nur noch das letzte Stück bis zum Durchdrücken der Kniegelenke allein über die Oberschenkelkraft zu bewältigen. Insgesamt wird dadurch die Kraft, die man zum Aufstehen benötigt, verteilt. Die Oberschenkelkraft muss erst in einer günstigen Stellung des Kniegelenks, in geringerer Beugung, wirken.

In dieser detaillierten Beschreibung muten die Phasen völlig getrennt an. Mit nur wenig Übung ergeben sie jedoch einen flüssigen Bewegungsablauf, und das Aufstehen ist dadurch wesentlich erleichtert.

9. Treibe kniefreundliche Sportarten

Das Kniegelenk braucht Bewegung, allerdings unter möglichst geringer Belastung. Entsprechend ihrer Kniebelastung sind die Sportarten in drei Gruppen, A, B und C, eingeteilt (S. 188 ff.). Bei degenerativen Veränderungen des Kniegelenks, also insbesondere bei Knorpelverschleiß, sollten nur A-Sportarten betrieben werden. Schwimmen und Radfahren sind generell günstig für das Kniegelenk, da hierbei nicht das Gewicht des Oberkörpers auf die Knie wirkt. Man muss jedoch darauf achten, dass beim Schwimmen nur die Kraulbewegung als einfache Scharnierbewegung ausgeführt wird und nicht etwa die Froschbewegung wie beim Brustschwimmen. Beim Radfahren sollten Steigungen vermieden werden, weil dann der Kraftaufwand für die Kniegelenke zu hoch und damit schädlich ist.

Wenn nach der Genesung von Kniegelenkverletzungen die betroffenen Strukturen weitgehend verheilt sind, können für das Aufbautraining auch andere Sportarten zugelassen werden.

Von Sportarten der Gruppe C ist wegen der großen Kniegelenkbelastung im Allgemeinen abzuraten.

Niemals sollten Sportarten betrieben werden, nach denen das Kniegelenk anschwillt oder Schmerzen im Gelenk auftreten! Im Zweifelsfall sollten Sie sich mit Ihrem Arzt über die jeweilige Sportart beraten.

10. Trainiere täglich deine Beinmuskeln

Die Muskulatur sorgt für Bewegungskraft. Außerdem sichert sie die Stabilität des Gelenks, schützt den Bandapparat und verhindert, dass das Kniegelenk, wie bei schwachen Bändern, umknickt. Gut trainierte Beinmuskeln sichern die Gelenkführung und schützen den Knorpel.

Für das Training der Beinmuskeln ist wichtig, dass Knorpel und Bandstrukturen nicht überstrapaziert werden, aber dennoch ein guter Trainingseffekt erreicht wird. Sportarten wie Schwimmen und Radfahren sorgen für ein Training der Beinmuskeln und für eine Verbesserung der Koordination. Hat man keine Möglichkeit hierzu, so sollte man eine intensive Kniegymnastik machen. Mindestens einmal täglich sollten Übungen zum Training der Muskulatur und der Koordination durchgeführt werden. Die Kniegelenkübungen auf Seite 136 ff. sind nach drei häufigen Kniegelenkbeschwerdebildern eingestuft. Wer keine Beschwerden im Kniegelenk hat, kann grundsätzlich jede dieser Übungen ausführen. Sind Sie sich nicht sicher, wie Ihre Kniegelenkbeschwerden einzuordnen sind, so können Sie auf jeden Fall die Übungen mit dem Kennbuchstaben A einstudieren. Die Koordinationsübungen (S. 159 ff.) müssen Sie ebenfalls nach Ihrem Trainingszustand auswählen.

Alle Übungen, die man intensiv macht, können einen Muskelkater auslösen. Während der Übungen selbst sollte kein Schmerz im Kniegelenk auftreten, und auch unmittelbar nach den Übungen darf das Knie weder schmerzen noch anschwellen.

Im Zweifelsfall sollten Sie Ihren Arzt fragen, welche Übungen er Ihnen besonders empfiehlt. Schaffen Sie sich auf jeden Fall ein festes Programm mit Übungen, die Sie sicher und regelmäßig, mindestens einmal am Tag, machen. Auch wenn Sie keine Beschwerden mehr haben, sollten Sie das Übungsprogramm fortführen und die Regeln der Knieschule beachten, um erneuten Beschwerden und weiteren Veränderungen vorzubeugen. Für Menschen mit Kniebeschwerden ist die Knieschule mit ihren Vorsichtsmaßnahmen und Übungen so wichtig wie das Zähneputzen.

Die 10 Regeln im Überblick

1. Du sollst dich bewegen
2. Verringere dein Körpergewicht
3. Entlaste dein Kniegelenk
4. Trage keine schweren Lasten
5. Vermeide längeres Stehen und Gehen
6. Trage Schuhe mit flachen Absätzen
7. Gehe auf weichen Sohlen
8. Vermeide starke Kniebeugung
9. Treibe kniefreundliche Sportarten
10. Trainiere täglich deine Beinmuskeln

Kniegymnastik

Ein gymnastisches Übungsprogramm für das Kniegelenk hat zwei wichtige Ziele. Zum einen soll die Muskulatur trainiert werden, um das Kniegelenk in Belastung und Bewegung zu stabilisieren und den Bewegungsablauf durch Zusammenspiel zu koordinieren. Zum anderen soll mit den gymnastischen Übungen die Bewegungsfähigkeit verbessert werden, wenn zum Beispiel aufgrund von arthrotischen Veränderungen die Bewegung eingeschränkt ist.

Prinzipiell gilt natürlich, dass jede Übung, die Schmerzen bereitet, sofort beendet werden muss und auch auf Dauer zu vermeiden ist. Keine Übung verlangt maximale Kraftanstrengung, sie dienen alle dem Ausdauertraining.

Die folgenden Übungen sind so aufgebaut, dass sie keine besonderen Hilfsmittel erfordern. Jede dieser Übungen kann schon unmittelbar nach Operation des Kniegelenks durchgeführt werden, sofern die für die Übung erforderliche Stellung keine Schwierigkeiten bereitet. Wenn der Bewegungsumfang des Gelenks nach der Operation aus medizinischen Gründen eingeschränkt ist, so dürfen auch die Übungen nur im erlaubten Bewegungsausmaß durchgeführt werden.

Die verschiedenen Beschwerdebilder des Kniegelenks bieten unterschiedliche Voraussetzungen der Belastbarkeit und erfordern daher verschiedene Schwerpunkte in der gymnastischen Behandlung. Darum sind die Übungen mit Kennzeichnungen für die verschiedenen Beschwerdebilder versehen:

A = Arthrose, Rheuma, Entzündung, Knieprothese, Knochenbrüche
KB = Kreuzbanderkrankungen
KS = Kniescheibenerkrankungen

Patienten mit behandelten Meniskusverletzungen dürfen alle Übungen durchführen.

Bei einer Arthrose des Kniegelenks ist die Beweglichkeit wegen der Veränderungen der Gelenkflächen eingeschränkt und die Muskulatur infolge der Schonung geschwächt. Für eine bessere Belastbarkeit und Beweglichkeit ist ein gezieltes Training erforderlich. Ansonsten würde die Muskulatur unweigerlich schwächer werden und das Kniegelenk zunehmend einsteifen. Die Übungen sollen einem schnellen Fortschreiten der Arthrose begegnen und die Beweglichkeit und Belastbarkeit trainieren.

Bei Schäden und nach Operationen des vorderen Kreuzbandes muss die Kniegelenkmuskulatur die Funktion des Kreuzbands unterstützen und damit dem Kniegelenk Sicherheit geben. Die fehlende Belastbarkeit des vorderen Kreuzbands muss durch die Kraft und Stabilität der Muskulatur ausgeglichen werden, damit nicht weitere Verletzungen auftreten.

Veränderungen der Kniescheibe mit Erkrankungen des Kniescheibenknorpels verlangen ein spezielles Training der Muskulatur der Oberschenkelinnenseite (M. vastus medialis), da diese die Kniescheibe aus der Verlagerung zur Außenseite zieht und damit die Gleitbewegung der Kniescheibe verbessert. Andernfalls könnte der Verschleißprozess fortschreiten und die Beweglichkeit als auch die Belastbarkeit des Kniegelenks vermindern.

Grundsätzlich gilt, dass keine dieser Übungen während des Trainings oder unmittelbar danach Schmerzen im Kniegelenk hervorrufen darf.

Trainieren Sie die für Ihre Erkrankung angegebenen Übungen zu Anfang zweimal täglich, um so die Muskulatur zu kräftigen. Wenn Sie den nötigen Trainingserfolg erreicht haben und Ihre Muskulatur verbessert ist, sollten Sie Ihr Übungsprogramm einmal täglich durchführen.

Für die nachfolgenden Übungen benötigen Sie einen Stuhl, ein Handtuch, ein dickes Buch und ein Kissen.

Oberschenkelmuskulatur in der Ansicht von hinten (rechtes Bein)

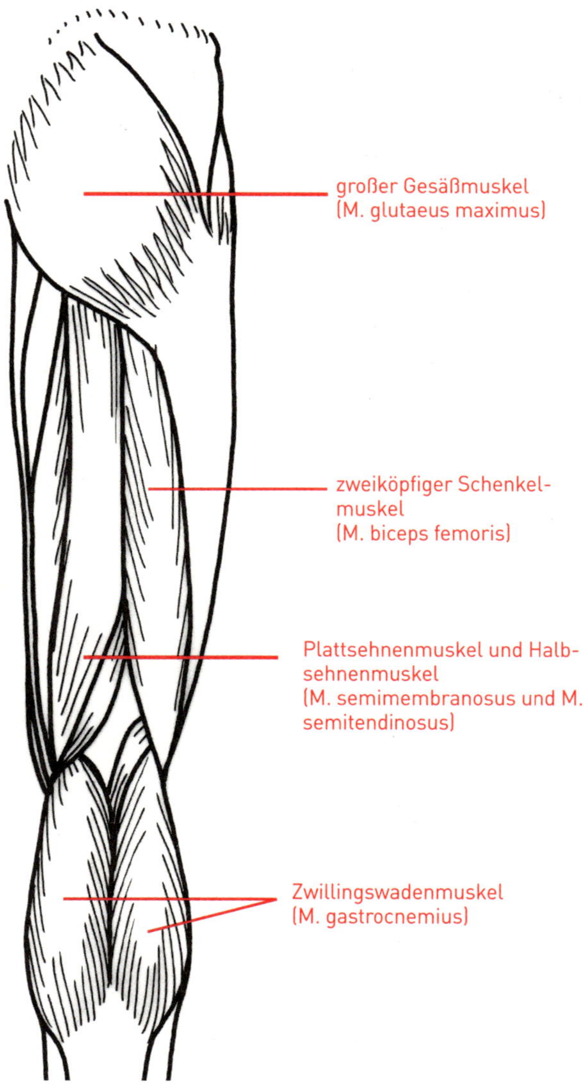

Oberschenkelmuskel in der Ansicht von vorn (rechtes Bein)

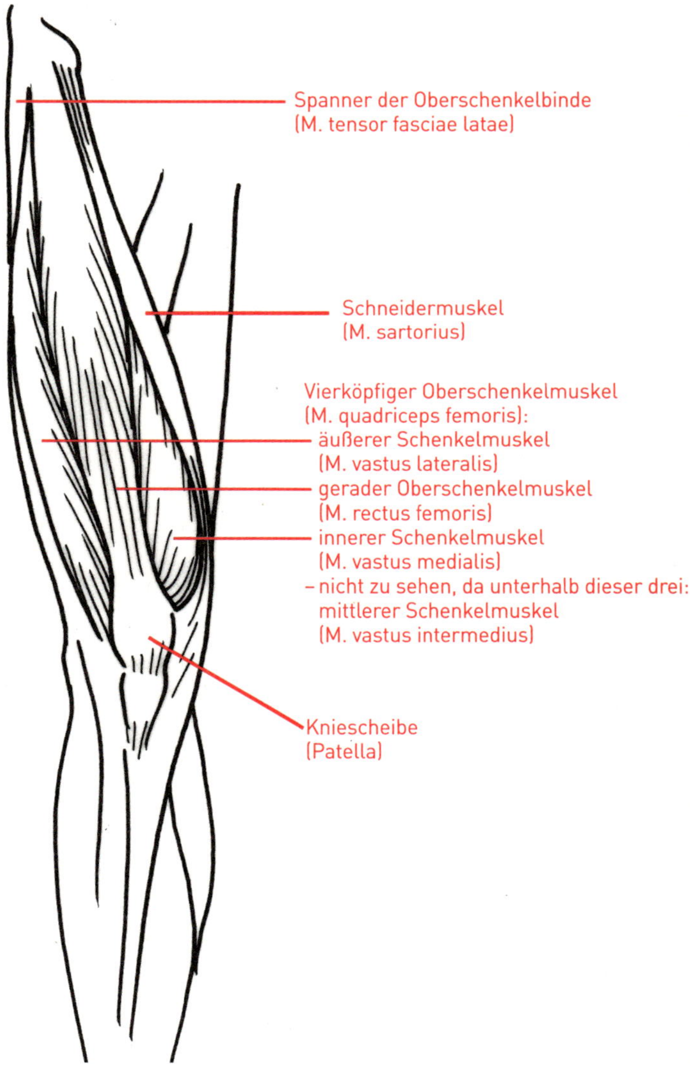

Oberschenkelmuskel in der Ansicht von der Außenseite (rechtes Bein)

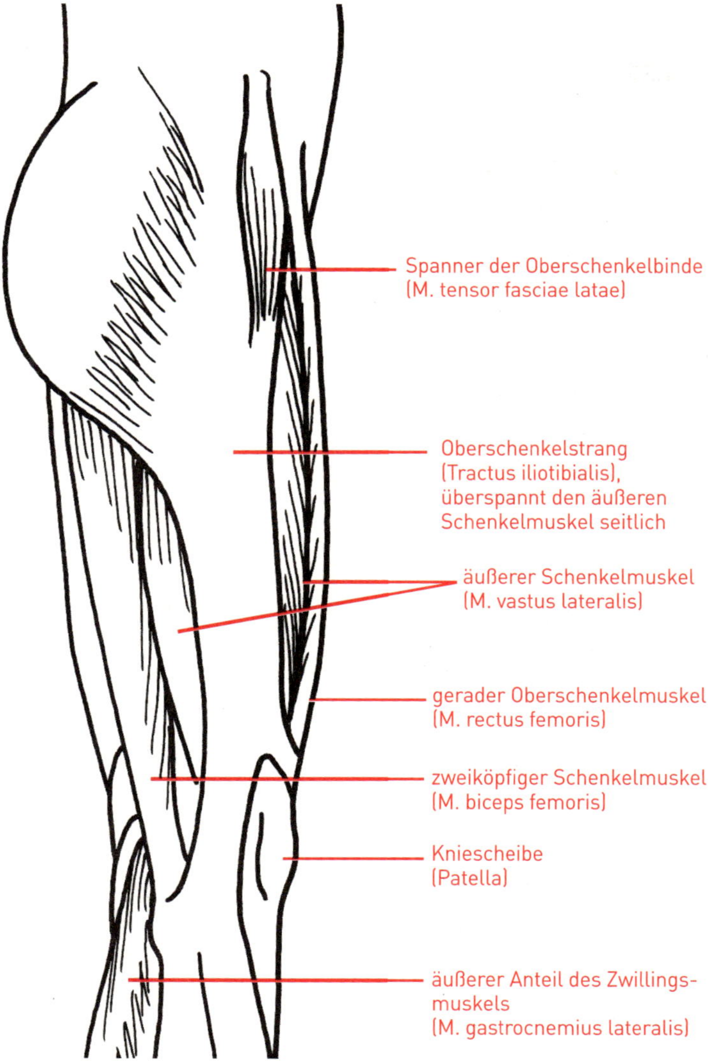

Übungen im Sitzen
Setzen Sie sich bequem auf einen Stuhl und legen Sie die Hände auf die Oberschenkel oder an die Sitzfläche des Stuhls.

Übung 1 (A/KB/KS)

Ausgangsstellung
Klemmen Sie sich ein dickes Buch zwischen die Füße.

Übungsausführung
Heben Sie das Buch an, indem Sie die Knie strecken. Halten Sie diese Position 5 sec, ehe Sie die Füße wieder absenken.

Führen Sie diese Übung fünfmal durch.

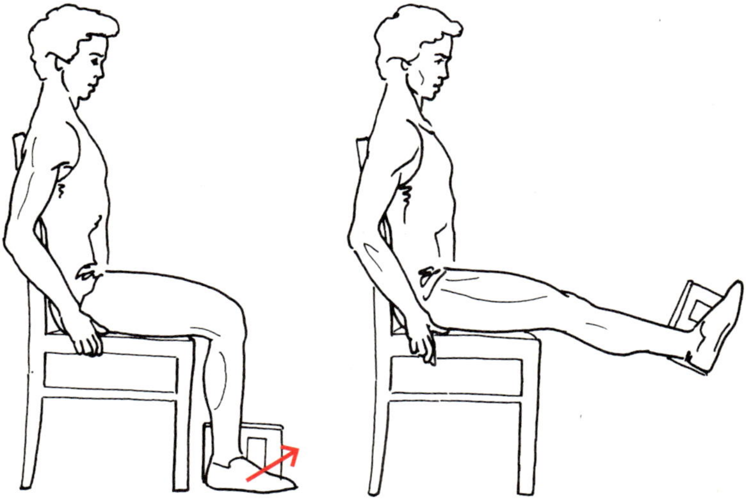

Übung 2 (A/KS)

Ausgangsstellung
Klemmen Sie sich ein Handtuch zwischen die Knie.

Übungsausführung
Drücken Sie nun die Unterschenkel und Knie fest zusammen und halten Sie die Spannung ca. 5 sec, bevor Sie für 10 sec entspannt sitzen bleiben.

Führen Sie diese Übung fünfmal durch.

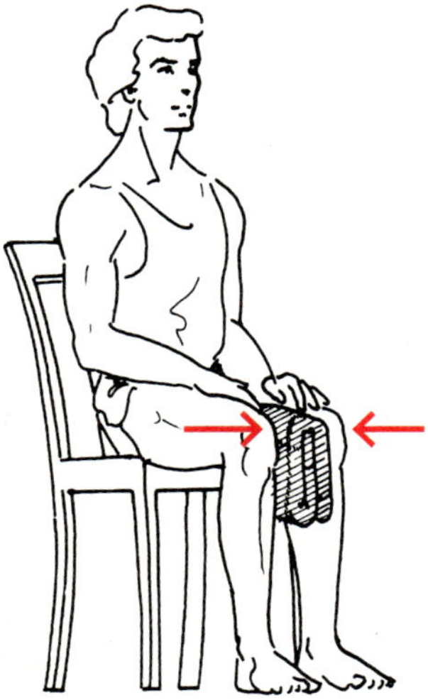

Übung 3 (KB)

Ausgangsstellung
Führen Sie den Fuß des gesunden Beins hinter den Fuß des betroffenen Beins.

Übungsausführung
Drücken Sie nun die Unterschenkel und Knie fest zusammen und halten Sie die Spannung 8 sec, bevor Sie für 8 sec entspannt sitzen bleiben.

Wiederholen Sie diese Übungsfolge fünfmal.

Die Beine wechseln und die Übung mit dem anderen Bein fünfmal durchführen.

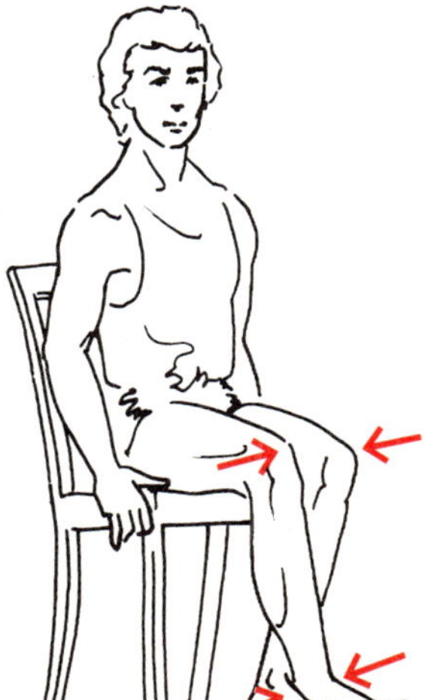

Übung 4 (A/KB/KS)

Ausgangsstellung
Nehmen Sie eine bequeme Sitzhaltung ein. Hüfte und Knie sind gebeugt.

Übungsausführung
Ziehen Sie nun im Wechsel die Fußspitzen an und strecken Sie sie.

Führen Sie diese Übung zehnmal durch.

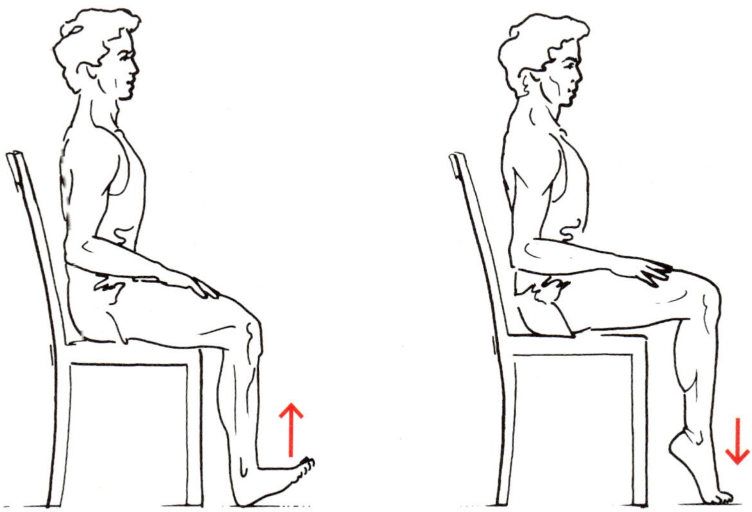

Übung 5 (A/KS)

Ausgangsstellung
Heben Sie das betroffene Bein gestreckt an, drehen Sie die Fußspitze leicht nach außen und ziehen Sie die Zehen kräftig an.

Übungsausführung
Beugen Sie das Knie, drehen Sie dabei die Fußspitze nach außen. Strecken und beugen Sie das Bein, ohne die Fußhaltung zu verändern (so, als ob Sie mit der Ferse einen Nagel in eine Wand einschlagen wollen).

Führen Sie diese Übung fünfmal durch.

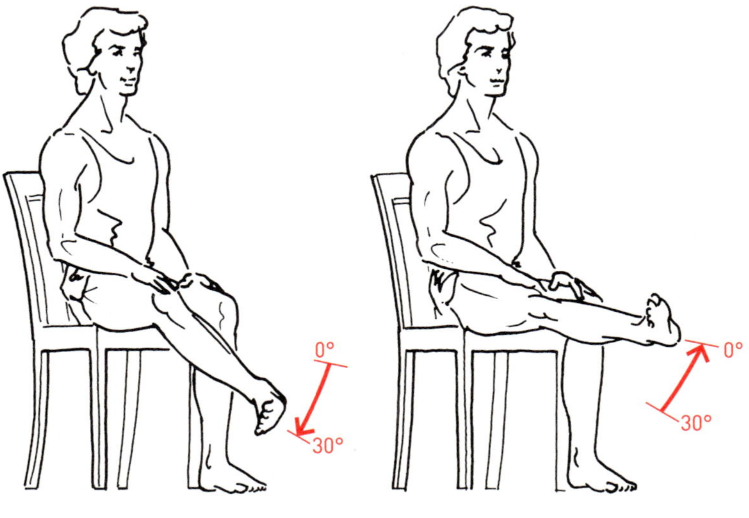

Übung 6 (KB)

Ausgangsstellung
Heben Sie das erkrankte Bein im Knie leicht gebeugt an, drehen Sie die Fußspitze leicht nach außen und ziehen Sie die Zehen kräftig an.

Übungsausführung
Beugen Sie das Knie, drehen Sie dabei die Fußspitze nach außen. Strecken (bis 30°) und beugen (bis 60°) Sie das Bein, ohne die Fußhaltung zu verändern.

Führen Sie diese Übung fünfmal durch.

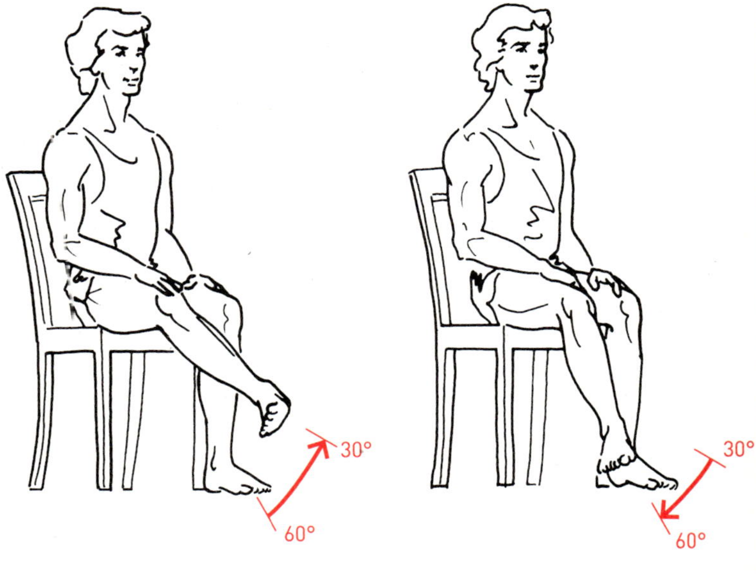

Übung 7 (A/KB/KS)

Ausgangsstellung
Führen Sie den Unterschenkel des betroffenen Beins zur Seite und nach hinten.

Übungsausführung
Ziehen Sie die Zehen hoch und drehen Sie die Zehenspitzen nach außen. Führen Sie jetzt das Bein langsam nach vorne und zur Mitte (diagonale Bewegung) und anschließend wieder zurück.

Führen Sie diese Übung fünfmal durch.

Führen Sie diese Übung auch mit dem anderen Bein durch.

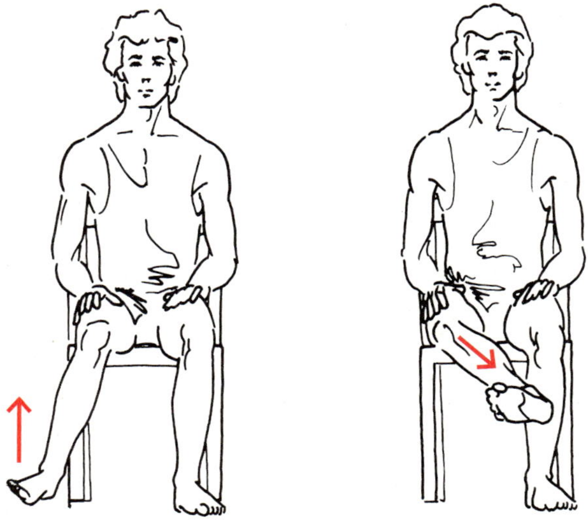

Übungen in Rückenlage

Legen Sie sich bequem auf den Rücken. Für einzelne Übungen benötigen Sie ein Kissen bzw. ein Handtuch. Achten Sie bei diesen Übungen stets darauf, dass die Wirbelsäule bei der Rückenlage nicht im Hohlkreuz ist. Um der Hohlkreuzausprägung entgegenzuwirken, sollten Sie das Bein, das Sie nicht für die Übungen benötigen, in der Hüfte gebeugt anstellen.

Übung 8 (A/KB/KS)

Ausgangsstellung
Das gesunde Bein wird im Kniegelenk leicht gebeugt und mit dem Fuß auf den Boden gestellt. Legen Sie ein Kissen unter das Knie des betroffenen Beins.

Übungsausführung
Ziehen Sie die Zehen hoch und drücken Sie dann die Kniekehle des betroffenen Beins fest in das Kissen. Dabei wird die Ferse vom Boden abgehoben. Halten Sie die Spannung 5 sec, dann 10 sec entspannen.

Führen Sie diese Übung fünfmal durch.

Führen Sie diese Übung auch mit dem anderen Bein durch.

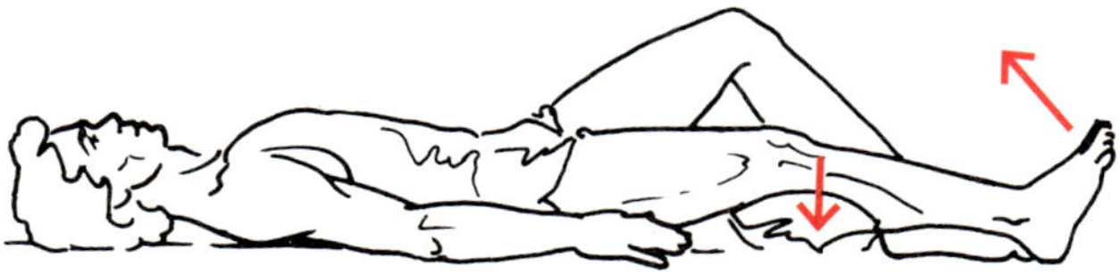

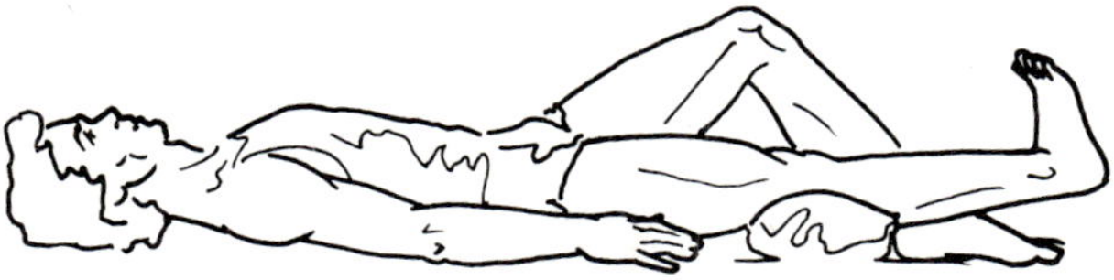

Übung 9 (A/KB/KS)

Ausgangsstellung
Beugen Sie das gesunde Bein im Kniegelenk und stellen Sie den Fuß auf den Boden. Das betroffene Bein wird gestreckt abgespreizt, dabei zeigt die Fußspitze nach außen.

Übungsausführung
Führen Sie jetzt das abgespreizte Bein über das gesunde Bein hinweg wie über einen kleinen Berg.

Führen Sie diese Übung fünfmal durch.

Führen Sie diese Übung auch mit dem anderen Bein durch.

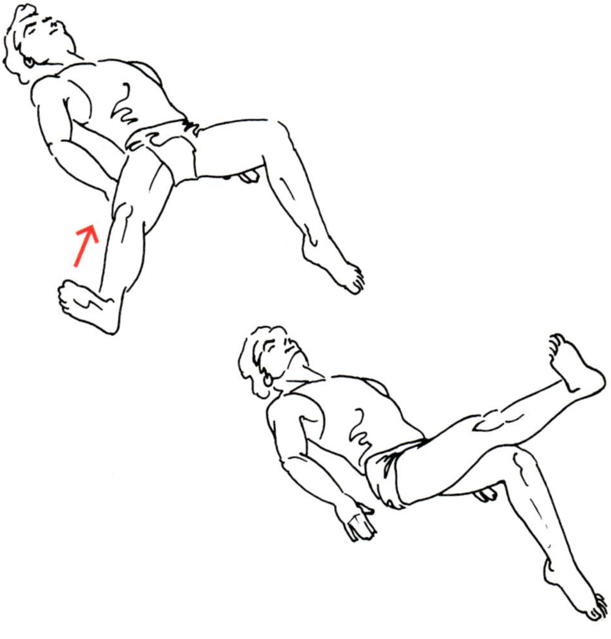

Übung 10 (A)

Ausgangsstellung
Das gesunde Bein wird im Knie leicht gebeugt und der Fuß auf den Boden gestellt.
Das betroffene Bein wird leicht gebeugt angehoben.

Übungsausführung
Versuchen Sie nun, das betroffene Bein kraftvoll im Knie zu strecken und dann wieder zu beugen.

Führen Sie diese Übung fünfzehnmal durch.

Führen Sie diese Übung auch mit dem anderen Bein durch.

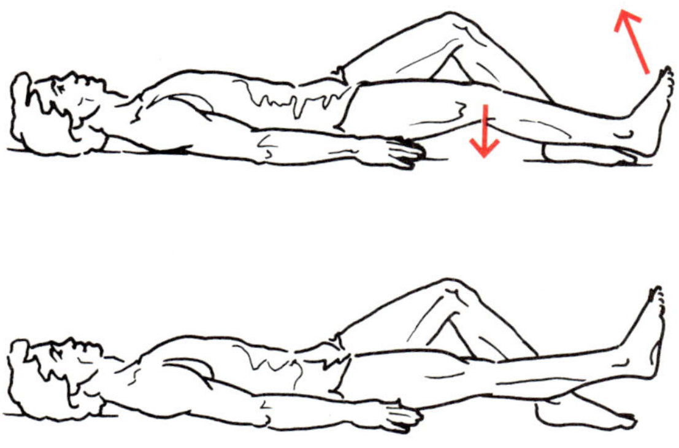

Übung 11 (KB/KS)

Ausgangsstellung
Das gesunde Bein wird im Knie leicht gebeugt, und der Fuß wird auf den Boden gestellt. Legen Sie von hinten ein Handtuch um den Oberschenkel des betroffenen Beins und halten Sie die Handtuchenden mit den Händen fest.

Übungsausführung
Führen Sie das Bein leicht angewinkelt nach oben (so weit es schmerzfrei geht). Pressen Sie das Bein gegen das Handtuch und versuchen Sie, das Knie zu strecken. Halten Sie die Spannung 5 sec, anschließend 10 sec entspannen.

Führen Sie diese Übung fünfmal durch.

Führen Sie diese Übung auch mit dem anderen Bein durch.

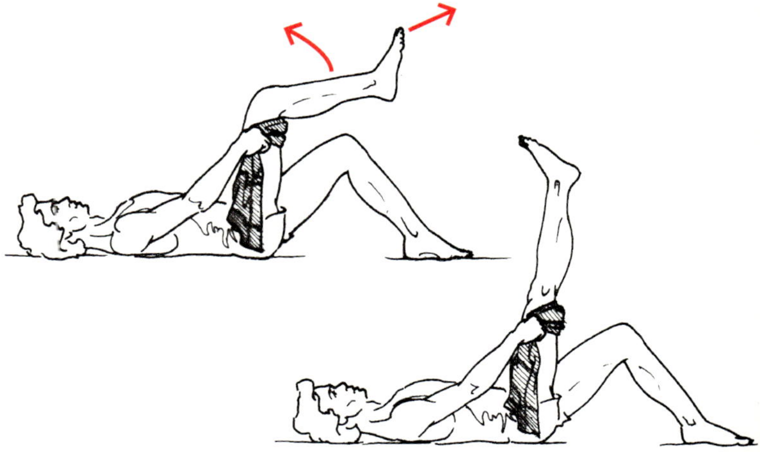

Übung 12 (A/KB/KS)

Ausgangsstellung
Beugen Sie beide Knie und Hüften und setzen Sie die Füße auf den Boden.

Übungsausführung
Führen Sie nun gleichzeitig beide Knie nach außen und wieder in die Ausgangsstellung.

Führen Sie diese Übung fünfmal durch.

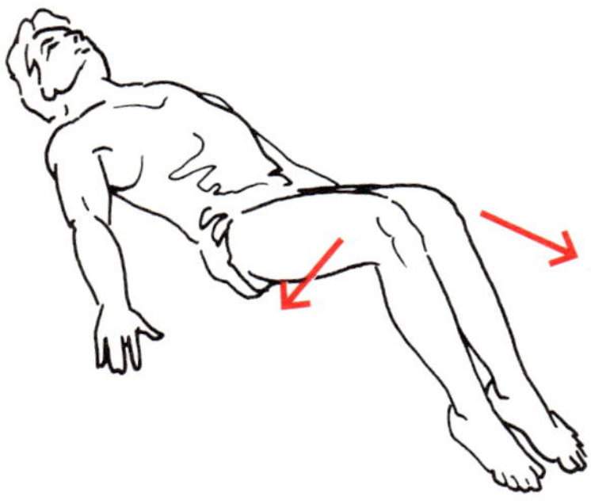

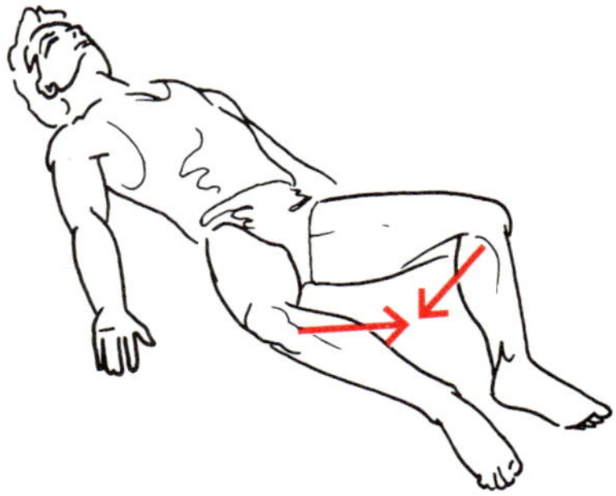

Übung 13 (A/KS)

Ausgangsstellung
Ziehen Sie beide Beine an; die Füße bleiben auf dem Boden.

Übungsausführung
Versuchen Sie, den Rumpf möglichst hochzudrücken. Kneifen Sie dabei das Gesäß fest zusammen und drücken Sie die Fersen auf den Boden. Halten Sie diese Position 5 sec, bevor Sie in die Ausgangsstellung zurückkehren und 10 sec entspannen.

Führen Sie diese Übung fünfmal durch.

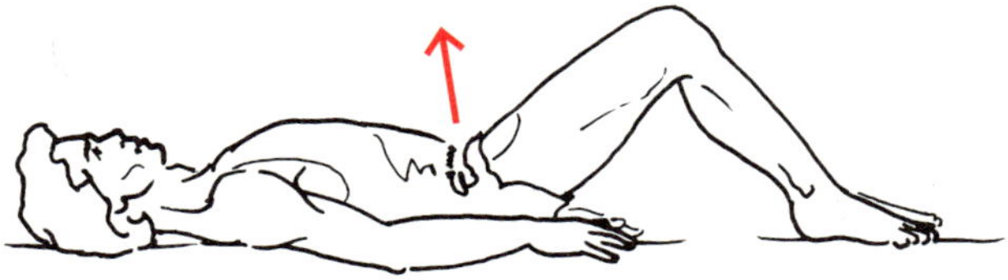

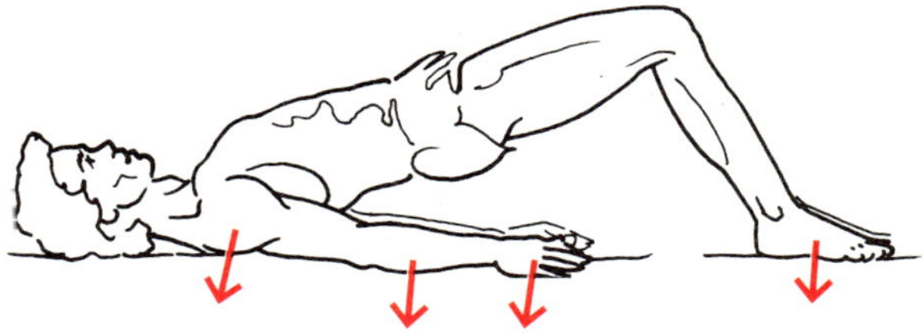

Übung 14 (KB)

Ausgangsstellung
Beugen Sie Hüfte und Knie. Legen Sie die Unterschenkel auf die Sitzfläche eines Stuhls.

Übungsausführung
Versuchen Sie nun, den Rumpf hochzudrücken. Kneifen Sie dabei das Gesäß fest zusammen und drücken Sie die Fersen in die Sitzfläche des Stuhls. Halten Sie die Position 5 sec, bevor Sie in die Ausgangsstellung zurückkehren und 10 sec entspannen.

Führen Sie diese Übung fünfmal durch.

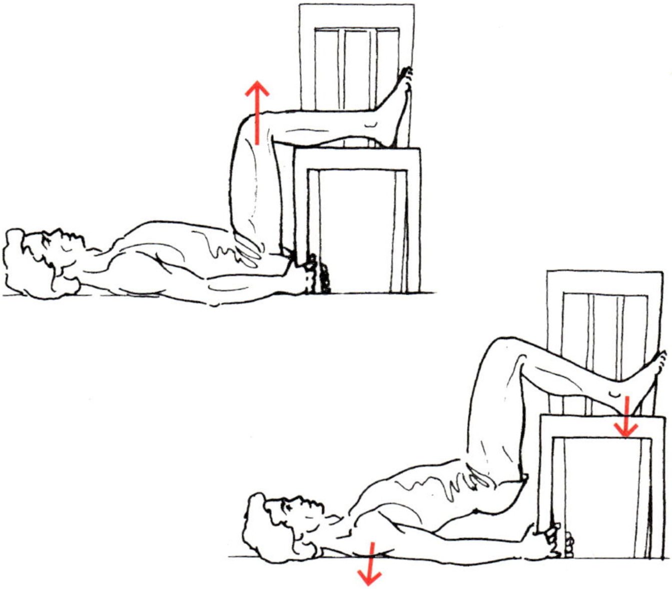

Übung 15 (A / KB / KS)

Ausgangsstellung
Beugen Sie Hüfte und Knie. Die Füße werden gegen eine Wand gestellt.

Übungsausführung
Drücken Sie nun die Füße gegen die Wand und halten Sie diese Stellung für 5 sec. Danach 10 sec entspannen.

Führen Sie diese Übung fünfmal durch.

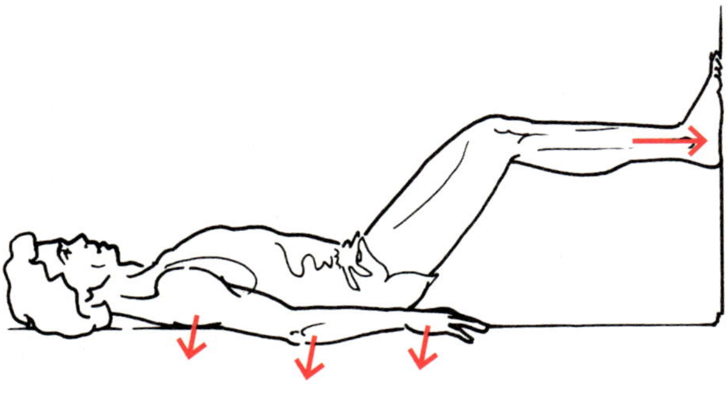

Übung 16 (KS)

Ausgangsstellung
Legen Sie beide Beine leicht gespreizt und gestreckt auf den Boden.

Übungsausführung
Führen Sie das betroffene Bein nach außen, drehen Sie die Fußspitze ebenfalls nach außen. Führen Sie nun das Bein diagonal (die Fußspitze zeigt dabei immer nach außen) zur anderen Seite über das gesunde Bein. Halten Sie diese Stellung 5 sec. Führen Sie nun das Bein auf dem gleichen Weg zurück und entspannen Sie 10 sec.

Führen Sie diese Übung fünfmal durch.

Führen Sie diese Übung auch mit dem anderen Bein durch.

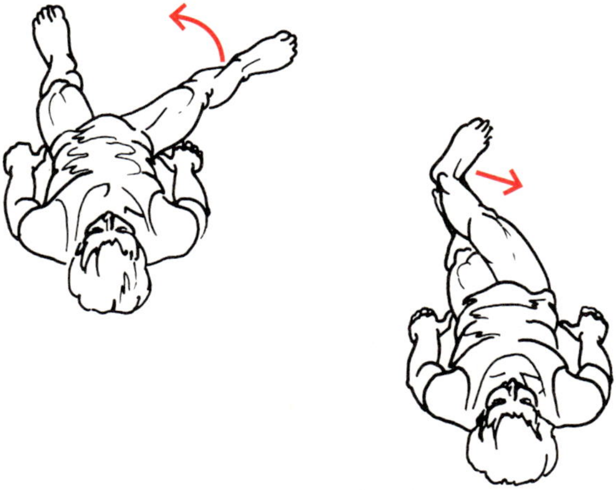

Übungen in Bauchlage
Begeben Sie sich in Bauchlage und legen Sie ein Kissen unter beide Knie.

Übung 17 (A/KB/KS)

Ausgangsstellung
Beugen Sie beide Knie. Überkreuzen Sie die Füße so, dass der Fuß des gesunden Beins auf der Wade des betroffenen liegt (Fuß des gesunden Beins liegt oben).

Übungsausführung
Versuchen Sie, das erkrankte Bein gegen den Widerstand des anderen Beins an das Gesäß zu ziehen. Drücken Sie dabei den Bauch fest auf den Boden. Halten Sie die Spannung 5 sec, danach entspannen Sie 10 sec.

Führen Sie diese Übung fünfmal durch.

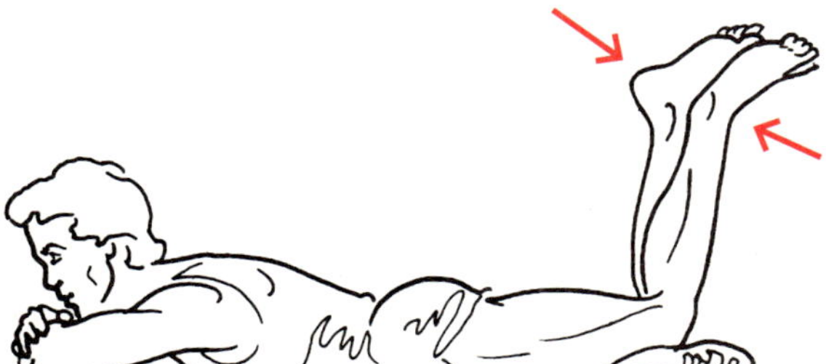

Übung 18 (A/KS)

Beugen Sie abwechselnd das rechte und das linke Knie ca. 1 Minute.

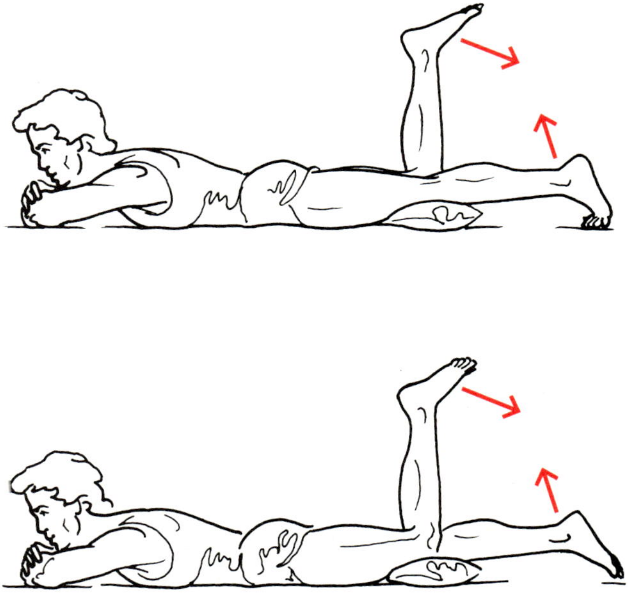

Übung in Seitenlage
Begeben Sie sich in die Seitenlage.

Übung 19 (A/KB)

Ausgangsstellung
Das betroffene Bein liegt oben. Winkeln Sie das unten liegende, gesunde Bein an, indem Sie Hüfte und Knie beugen.

Übungsausführung
Heben Sie nun das erkrankte Bein gestreckt an. Halten Sie die Position 5 sec, bevor Sie das Bein ablegen und 10 sec entspannen.

Führen Sie diese Übung fünfmal durch.

Führen Sie diese Übung auch mit dem anderen Bein durch.

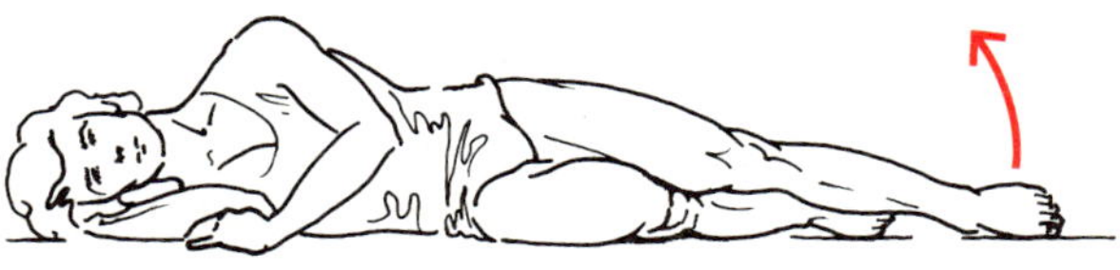

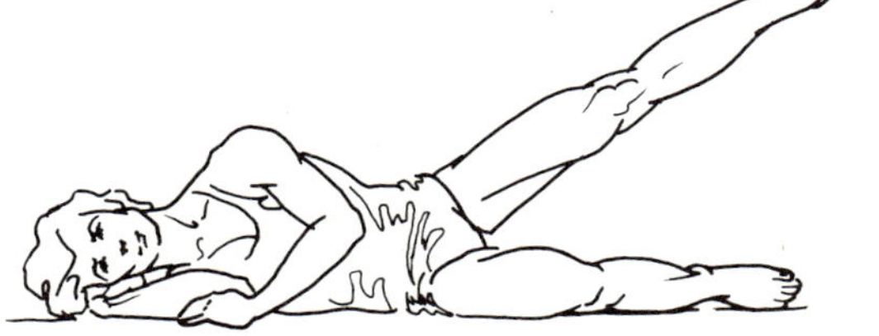

Koordination

Koordination wird gerne als Geschicklichkeit verstanden. Damit wird aber nur ein Grundelement der Koordination beschrieben. Allerdings umfasst diese Fähigkeit deutlich mehr. Auf der Basis von Kraft und Ausdauer sind die Sicherheit des Bewegungsablaufes und eine schnelle Reaktion auf dynamische Anforderungen nur durch ein gelingendes komplexes Zusammenspiel der Muskelgruppen möglich, die gemeinsam eine Bewegungskette über mehrere Gelenke bilden. Entsprechend der Stellung der Gelenke und des Beines werden Nervensignale aus den Gelenkbändern zum zentralen Nervensystem verschaltet und dort zum Teil reflexartig, also unbewusst, entsprechend eingeübter Bewegungsmuster nerval gesteuert. Das alles mag man dann unter den allgemeinen Begriff «Geschicklichkeit» fassen. In der Tat ist es aber ein kompliziertes Zusammenspiel, das diese Sicherheit im Bewegungsablauf auch bei ungünstigen Umgebungsbedingungen, beispielsweise unebenem oder schlüpfrigem Grund, gewährleistet.

Koordination muss trainiert werden, z. B. machen Sportler ein gezieltes Koordinationstraining, um ihre Leistungsfähigkeit zu verbessern. Je nach Sportart und individuellen Besonderheiten werden spezielle Bewegungsabläufe geschult und schnelle muskuläre Reaktionen trainiert. Mitunter werden Bewegungsabläufe eingeübt, die mit der besonderen Beanspruchung der Sportart nichts zu tun haben, aber dafür sorgen, dass sogenannte Muskeldysbalancen, also Schwächen von Muskeln im Zusammenspiel der Muskelketten, durch Training ausgeglichen werden.

Wir alle können Bewegungsabläufe trainieren. Besonders wichtig ist dies, wenn Defizite vorliegen. Es ist beeindruckend zu sehen, wie Kleinkinder durch ständiges Versuchen und Experimentieren das Laufen lernen. Komplexe Bewegungsabläufe werden von

Kindern so eingeübt, dass sie z. B. Einradfahren lernen und daneben auch noch Drehungen machen oder jonglieren. So wie diese Bewegungsabläufe für Kinder selbstverständlich werden und sie diese Bewegungen beherrschen ohne nachzudenken, so müssen die Bewegungsabläufe des Kniegelenks im Alltag sicher beherrscht werden. Die Bewegungen müssen ablaufen, ohne dass wir darüber nachdenken. Sie müssen uns quasi «in Fleisch und Blut» übergehen und ganz unbewusst, also automatisch, gesteuert werden.

Bei Störungen der Gelenkstrukturen, beispielsweise bei Bandschwächen, können wir mit einem gezielten Training dafür sorgen, dass eine Kompensation der mangelnden passiven Stabilität durch die aktive Muskelanspannung gewährleistet ist. Was in jungen Jahren spielerisch leicht gelernt wird, muss später gezielt trainiert werden, damit wir Bewegungssicherheit und einen harmonischen Bewegungsablauf realisieren können.

Für die schnelle Reaktionsfähigkeit ist das Training komplexer Bewegungsabläufe am günstigsten. Schnelles Reagieren ermöglicht es uns auch, das Verletzungsrisiko zu reduzieren und beispielsweise Stolpern oder Ausrutschen zu vermeiden oder bei sportlicher Beanspruchung Überlastungen und Verletzungen zu begegnen. Koordination trainieren wir natürlich immer automatisch bei jeder Bewegung im Alltag; je aktiver wir also sind, umso besser und sicherer werden wir uns bewegen.

Nach Kniegelenkverletzungen, -operationen, Verschleißerkrankungen oder anderen Defiziten muss man darauf achten, dass man das Kniegelenk und das Bein unbedingt in die normalen, alltäglichen Bewegungsabläufe einbezieht. Oft kommt es dazu, dass man das betroffene Bein schont – wohlgemerkt, ohne dass Schmerzen der Grund dafür sind. Man merkt dies z. B. daran, dass die Oberschenkelmuskulatur des betroffenen Beines schwächer ist. Selbst tägliches Trainieren der Muskeln – was dann natürlich nötig ist – kann diese Dysbalance nicht ausgleichen, wenn wir das betroffene Bein nicht aktiv in die alltäglichen Bewegungsabläufe gleichmäßig einbeziehen. Oft stehen viele nur noch auf dem gesunden Bein. Sie können schon im Stehen ganz bewusst das entsprechende Bein belasten. Zusätzlich können Sie bestimmte Tätigkeiten mit der Vollbelastung des betroffenen Beines verbinden, beispielsweise beim Telefonieren oder Zähneputzen. Stellen Sie sich dann jedes Mal bewusst auf das schwächere Bein.

Die nachfolgenden Übungen liefern Ihnen ein Basisrepertoire, das je nach Mühe umgestellt werden kann. Die Übungen dürfen anstrengend sein, dürfen aber nicht überfordern. Die Reihenfolge sollten Sie immer wieder variieren. Trainieren Sie nicht im müden Zustand, sonst besteht die Gefahr der Überforderung. Achten Sie auch immer darauf, dass Sie jede Übung sicher durchführen können, und führen Sie sie langsam und gleichmäßig aus. Die einzelnen Übungen können meist in verschiedenen Schwierigkeitsgraden ausgeführt werden. Achten Sie unbedingt darauf, dass es bei der Übungsausführung oder danach keine Schmerzen oder andere Probleme gibt. Bei Schwindel-Anfälligkeit müssen Sie sich besonders vorsichtig an die Übungen herantasten. Sorgen Sie dafür, dass Sie sich ggf. abstützen können. Vermeiden Sie dann auch Übungen mit Drehbewegungen.

Wenn Sie die Übungen sicher beherrschen, dann können Sie das Gleichgewichtstraining forcieren, indem Sie die Übungen mit geschlossenen Augen durchführen. Bei vielen Übungen können Sie mit den Armen balancieren. Wenn Sie eine gesteigerte Schwierigkeit wünschen, so halten Sie die Arme auf dem Rücken und verschränken Sie die Hände miteinander. Dann wird das Gleichgewicht noch deutlich mehr gefordert. Koordination ist bis ins hohe Alter trainierbar; die Asiaten machen uns bei ihren Bewegungskünsten vor, wie gut dies gelingt.

An Utensilien benötigen Sie ein Sprungseil, einen Plastikball von ca. 10 cm Durchmesser, der leicht mit der Hand gefangen werden kann, eine Bank oder einen sicher feststehenden Stuhl, eine Flasche, die Sie je nach gewünschtem Gewicht mit Wasser füllen.

Übungen ohne Geräte

Übung 20

Ausgangsstellung
Stellen Sie sich breitbeinig mit gleicher Belastung auf beide Beine.

Übungsausführung
Verlagern Sie das Gewicht zur Seite, wechselnd auf das rechte und das linke Bein.

Führen Sie die Übung zehnmal durch.

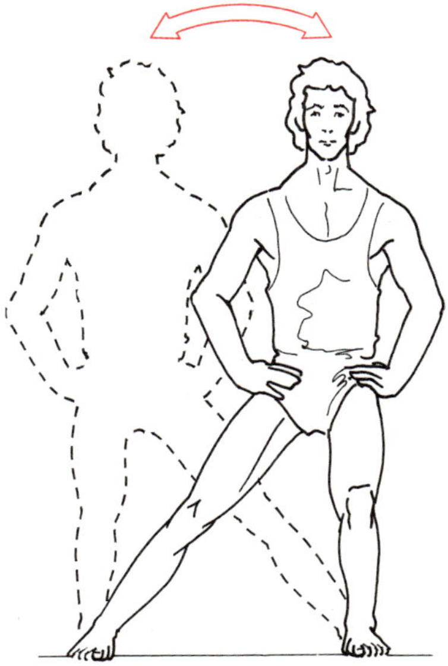

Übung 21

Ausgangsstellung
Nehmen Sie Schrittstellung ein.

Übungsausführung
Verlagern Sie das Körpergewicht wechselnd nach vorne und nach hinten.

Führen Sie den Belastungswechsel zehnmal durch.

Erschwernis: Beugen Sie das Bein, auf das Sie das Gewicht verlagern, leicht in der Hüfte und im Knie.

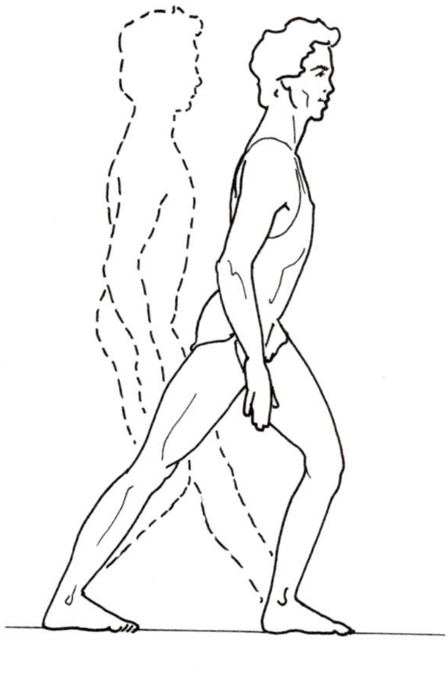

Übung 22

Ausgangsstellung
Stellen Sie sich breitbeinig mit gleicher Belastung auf beide Beine.

Übungsausführung
Verlagern Sie das Gewicht wechselnd auf das rechte und das linke Bein und drehen Sie dabei den Rumpf in Richtung Standbein.

Führen Sie diese Übung zehnmal durch.

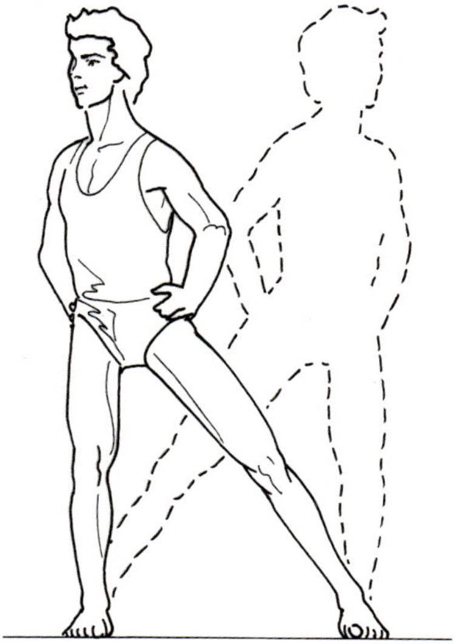

Übung 23

Ausgangsstellung
Stellen Sie sich breitbeinig mit gleicher Belastung auf beide Beine.

Übungsausführung
Stellen Sie sich abwechselnd auf ein Bein, beugen Sie dabei das Hüft- und das Kniegelenk leicht, als wenn Sie in diesen Gelenken federn würden, und drehen Sie dabei den Rumpf jeweils in Richtung Standbein.

Führen Sie diese Übung zehnmal durch.

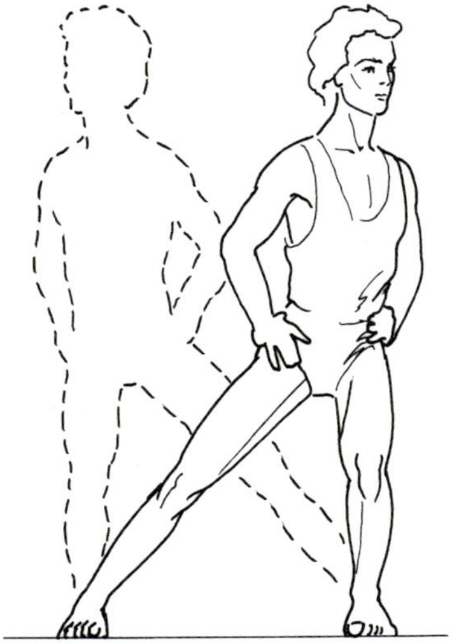

Übung 24

Ausgangsstellung

Stellen Sie sich auf ein Bein und ziehen Sie das andere so heran, dass Ihre Fußsohle am Unterschenkel oder sogar am Knie aufliegt und das Bein zur Seite abgespreizt ist.

Übungsausführung

Halten Sie diese Position für 10 sec, dann wechseln Sie das Bein.

Erschwernis: In einfacher Ausführung können Sie mit den Armen jonglieren. Schwieriger ist es, wenn Sie die Arme am Körper halten oder nach oben über den Kopf strecken.

Besondere Erschwernis: Gehen Sie mit dem Standbein in eine leichte Beugung von Knie- und Hüftgelenk oder neigen Sie den Oberkörper wechselnd zur rechten und linken Seite.

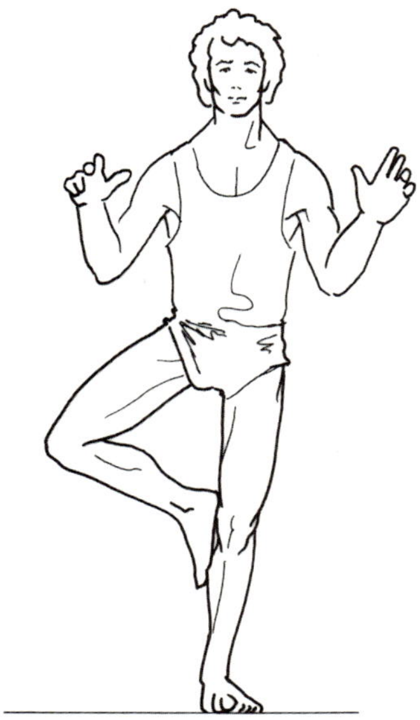

Übung 25

Ausgangsstellung
Sie stellen sich auf ein Bein. Das andere Bein wird als Spielbein bewegt.

Übungsausführung
Bewegen Sie das Spielbein abwechselnd nach vorne, nach hinten und zur Seite.

Führen Sie diese Bewegungen fünfmal hintereinander durch. Wechseln Sie die Beine.

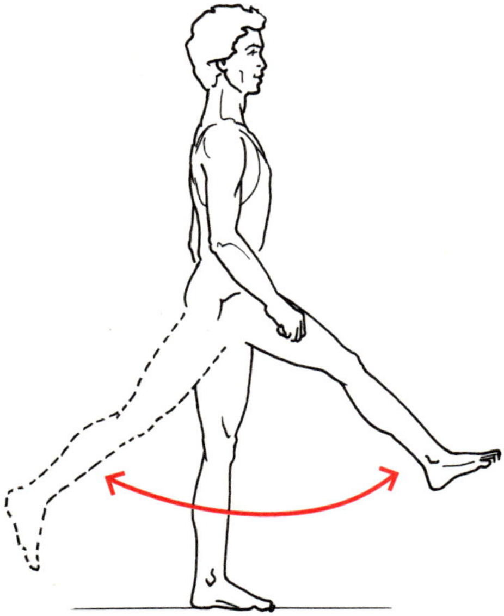

Übung 26

Ausgangsstellung
Stellen Sie sich breitbeinig hin.

Übungsausführung
Gehen Sie seitwärts, indem Sie einen Fuß vor oder hinter dem Standbein vorbeiführen.
Suchen Sie sich eine Strecke, bei der Sie 5 Schritte seitwärts gehen können. Dann wechseln Sie die Richtung und kreuzen mit dem anderen Bein.

Besonderer Hinweis: Wenn Ihnen diese Übung zu schwer ist, dann führen Sie das Seitwärtsgehen an einer Wand durch, an der Sie sich mit den Händen abstützen können.

Erschwernis: Seitwärtsgehen mit Vorneigung des Oberkörpers.

Besondere Erschwernis:
Seitwärtsgehen mit Vorneigung des Oberkörpers und auf dem Rücken gehaltenen Armen.

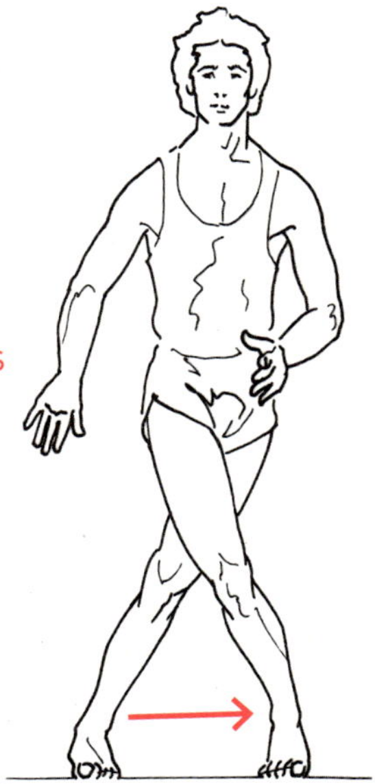

Übung 27

Ausgangsstellung
Gehen Sie mit einer leichten Kniebeuge und einer leichten Hüftbeuge in die Hocke.

Übungsausführung
Treten Sie auf der Stelle oder legen Sie eine kleine Wegstrecke zurück.

Erschwernis: Nehmen Sie die Arme auf den Rücken.

Besonderer Hinweis: Achten Sie darauf, dass das Knie auf keinen Fall mehr als 90° gebeugt ist, um keine extreme Kniebelastung zu provozieren.

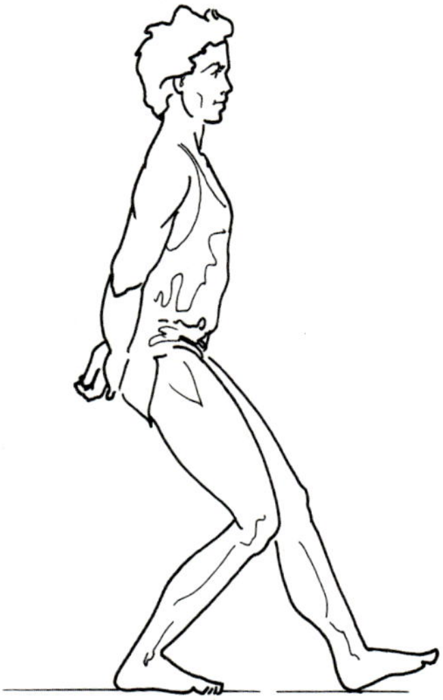

Übung 28

Ausgangsstellung
Stellen Sie sich sicher und breitbeinig hin.

Übungsausführung
Kreisen Sie mit den Armen gegenläufig, also einen Arm nach vorne, einen nach hinten.

Führen Sie diese Übung 10 sec lang durch. Dann wechseln Sie die Kreiselrichtung der Arme.

Erschwernis: Führen Sie die Übung im Einbeinstand durch.

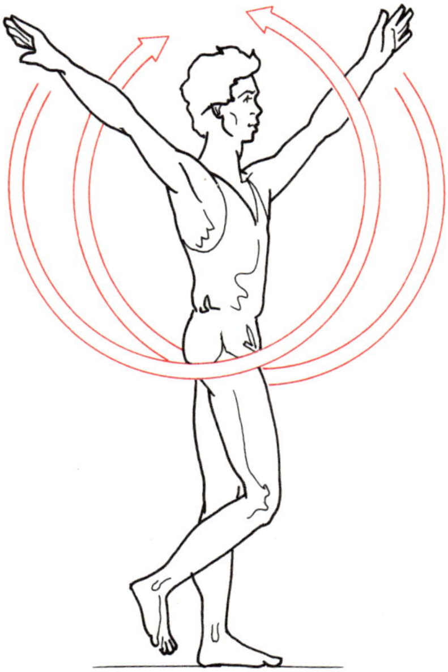

Übung 29

Ausgangsstellung
Stellen Sie sich sicher und breitbeinig hin.

Übungsausführung
Kreiseln Sie mit einem Arm und radeln Sie mit dem gegenseitigen Bein.

Führen Sie diese Übung ca. 10 sec lang durch, dann wechseln Sie Arm und Bein.

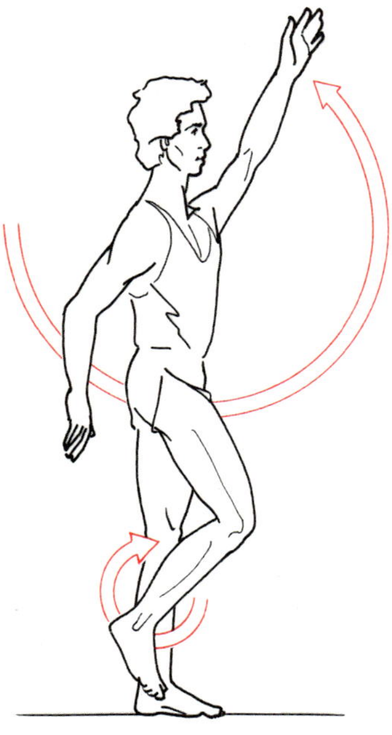

Übungen mit Ball

Übung 30

Ausgangsstellung
Stellen Sie sich breitbeinig mit gleicher Belastung auf beide Beine.

Übungsausführung
Prellen Sie einen Ball mit beiden Händen vor dem Körper auf den Boden und fangen Sie ihn wieder auf.

Führen Sie das Ballprellen zehnmal hintereinander durch.

Erschwernis: Prellen Sie den Ball mit der einen Hand auf den Boden und fangen Sie ihn jeweils im Wechsel mit der anderen Hand.
Sie können die Übung weiter erschweren, indem Sie sich nur auf ein Bein stellen und den Ball prellen.

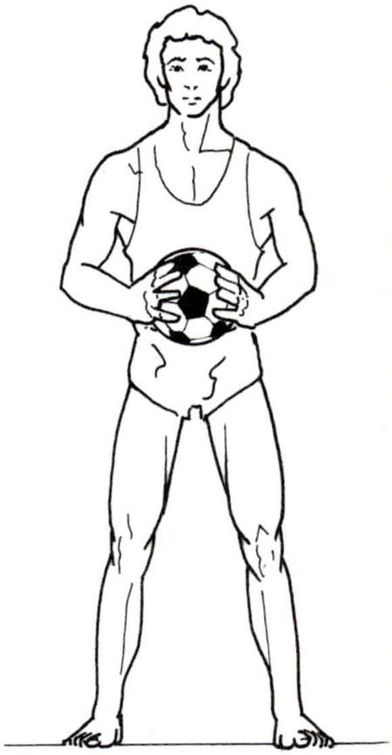

Übung 31

Ausgangsstellung
Stellen Sie sich breitbeinig mit gleicher Belastung auf beide Beine.

Übungsausführung
Werfen Sie einen Ball mit beiden Händen nach oben und fangen Sie ihn wieder.

Führen Sie das Werfen und Fangen des Balles zehnmal hintereinander durch.

Erschwernis: Werfen Sie den Ball mit einer Hand hoch und fangen Sie ihn mit der anderen Hand. Diese Übung können Sie auch im Einbeinstand ausführen.

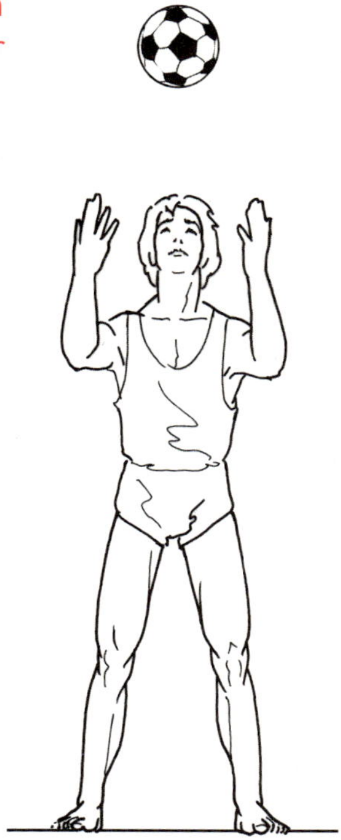

Übung 32

Ausgangsstellung
Stellen Sie sich breitbeinig mit gleicher Belastung auf beide Beine, mit dem Körper frontal zu einer ebenen Wand, Abstand ca. 1,5 Meter.

Übungsausführung
Werfen Sie einen Ball von unten mit hängenden Armen gegen die Wand und fangen Sie ihn wieder.

Führen Sie das Ballwerfen und -fangen zehnmal hintereinander durch.

Erschwernis: Statt mit hängenden Armen können Sie den Ball mit den Armen vor dem Brustkorb gegen die Wand prellen und fangen.
Außerdem können Sie diese Übung auf einem Bein durchführen.

Besondere Erschwernis: Stellen Sie sich mit dem Rücken zur Wand und werfen Sie den Ball nach hinten durch Ihre Beine gegen die Wand. Dann drehen Sie sich und fangen den Ball wieder auf. Dabei bleiben die Füße möglichst stehen.

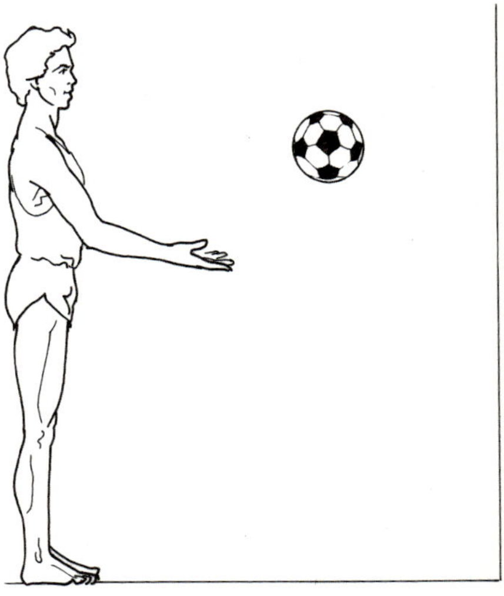

Übungen mit Springseil

Übung 33

Ausgangsstellung
Das Seil liegt in einer Linie gerade vor Ihnen. Stellen Sie sich mit beiden Füßen in Schrittrichtung auf das Seil. Der Blick ist nach vorne gerichtet.

Übungsausführung
Sie gehen nun in kleinen Schritten auf dem Seil entlang, setzen also einen Fuß nach dem anderen genau voreinander.

Die Arme können Sie zum Jonglieren seitlich abspreizen oder am Körper halten.

Führen Sie diese Übung zweimal durch.

Erschwernis: Wie bei allen anderen Übungen, bei denen die Arme abgespreizt sind, können Sie hier zusätzlich einseitig das Gewicht einer gefüllten Flasche hinzunehmen und damit ihr Gleichgewicht trainieren.

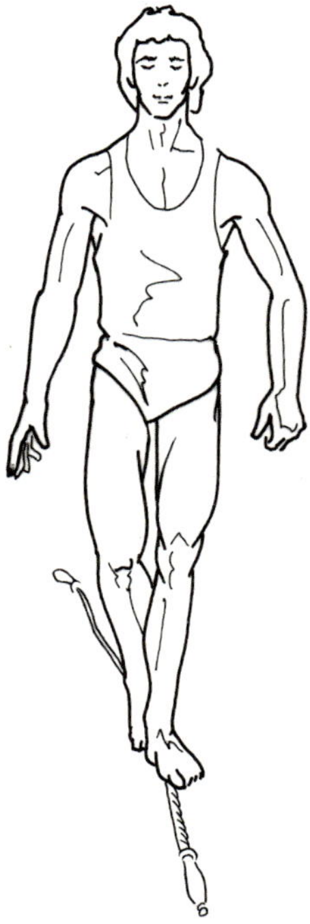

Übung 34

Ausgangsstellung

Das Seil liegt quer vor Ihnen; Ihre Füße stehen geschlossen nebeneinander.

Übungsausführung

Hüpfen Sie über das Seil nach vorne und wieder zurück.

Überspringen Sie das Seil zehnmal vorwärts und rückwärts.

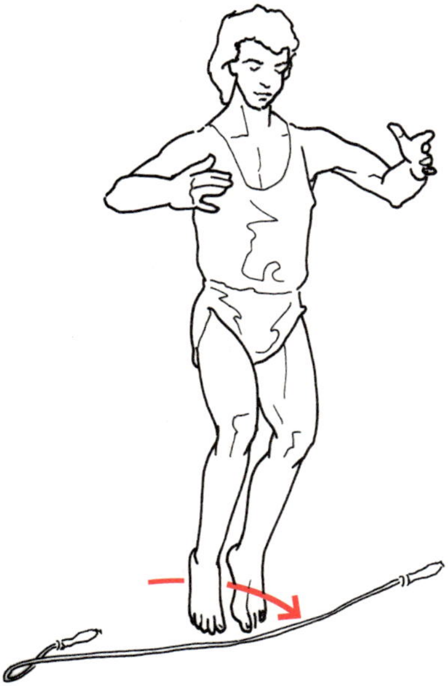

Übung 35

Ausgangsstellung
Das Seil liegt neben Ihnen, stellen Sie sich, beide Füße geschlossen, seitlich zum Seil.

Übungsausführung
Springen Sie seitlich über das Seil und wieder zurück.

Führen Sie diese Übung zehnmal durch.

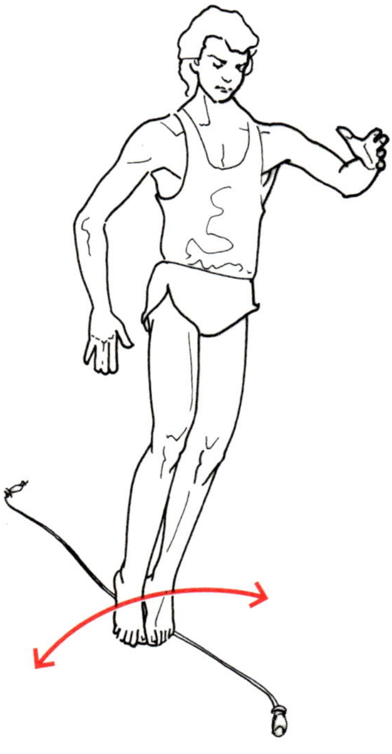

Übung 36

Ausgangsstellung
Stellen Sie sich hin, halten Sie ein Seilende in jeder Hand, achten Sie dabei auf die richtige Seillänge. Das Seil liegt hinter Ihnen.

Übungsausführung
Seilspringen solange Sie können.

Erschwernis: Springen Sie auf einem Bein.

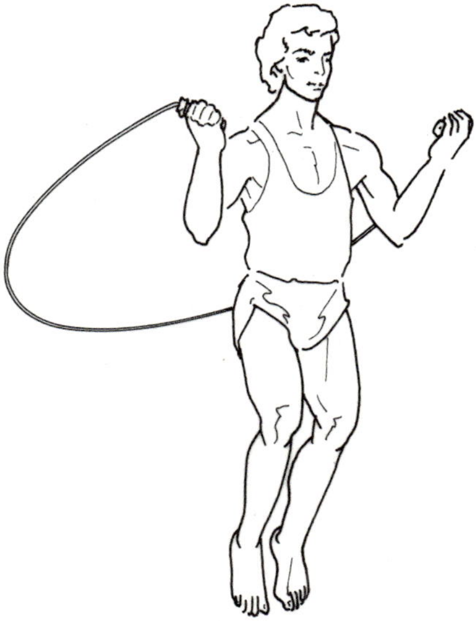

Übungen mit Bank / feststehendem Stuhl

Übung 37

Ausgangsstellung
Setzen Sie sich auf den Rand einer feststehenden Bank oder eines feststehenden Stuhls. Mit den Händen stützen Sie sich zusätzlich ab.

Übungsausführung
Drücken Sie sich mit beiden Armen leicht von der Bank hoch und strecken Sie ein Bein nach vorne.

Führen Sie diese Übung fünfmal durch. Dann wechseln Sie das Bein.

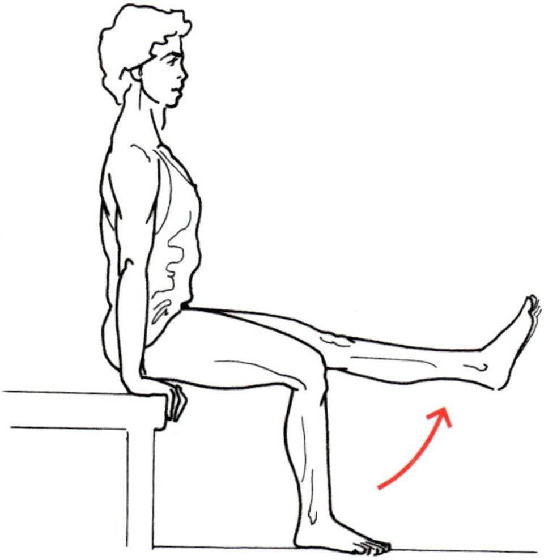

Übung 38

Ausgangsstellung
Setzen Sie sich auf den Rand einer feststehenden Bank oder eines feststehenden Stuhls. Mit den Händen stützen Sie sich zusätzlich ab.

Übungsausführung
Bleiben Sie sicher auf der Kante der Bank bzw. des Stuhls sitzen. Strecken Sie eine Hand waagerecht nach vorn, dann strecken Sie gleichzeitig das Bein der anderen Körperseite.

Führen Sie diese Übung fünfmal durch, dann wechseln Sie Arm und Bein.

Erschwernis: Machen Sie mit der Hand eine kreisförmige Bewegung vor dem Körper und radeln Sie mit dem Bein.

Führen Sie diese Übung fünfmal durch, dann Arm und Bein wechseln.

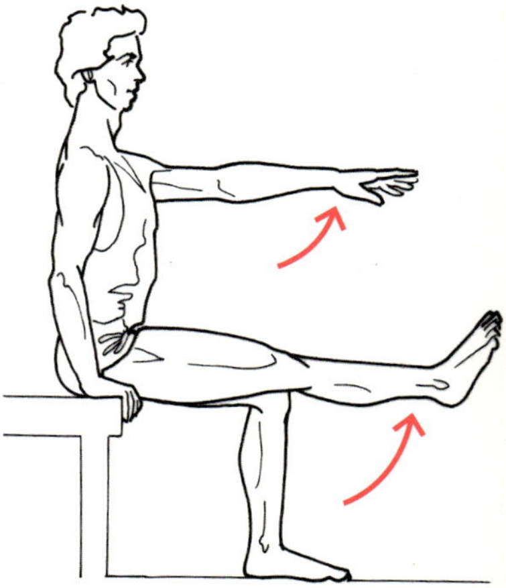

Sport bei Kniebeschwerden: Gefahren und Empfehlungen

Der Wunsch, nach einer erlittenen Kniegelenkverletzung oder -erkrankung sportlich aktiv zu sein, rührt zumeist daher, dass der Betreffende schon zuvor Sport getrieben hat. Prinzipiell ist sportliche Betätigung gut. Es kommt jedoch darauf an, kniegelenkbelastende Bewegungsabläufe zu meiden und möglichst solche zu unterstützen, die knieschonend sind und einen Trainingseffekt für das Kniegelenk haben.

Im Nachfolgenden werden die einzelnen Sportarten in drei Gruppen (A, B und C) eingeteilt. Zur Gruppe A gehören die kniegelenkfreundlichen Sportarten, die wenig belastend sind und einen Trainingseffekt für die Kniegelenkmuskulatur, das maximale Bewegungsausmaß und den gesamten Bewegungsablauf haben: z.B. Schwimmen und Radfahren, diese werden auch als Gesundheitssportarten bezeichnet. Hierbei kann das Gelenk mit wenig Belastung gut kontrolliert durchbewegt werden. B-Sportarten beanspruchen das Kniegelenk stärker, weshalb sie nur von demjenigen ausgeübt werden sollten, der im täglichen Leben Kniegelenkbelastungen ohne Einschränkung verkraftet. Das Belastungsstadium dieser Sportarten hat einen größeren Trainingseffekt für die kniegelenkstabilisierende Muskulatur sowie für Bewegungsablauf und Koordination. Für C-Sportarten sind gut trainierte Muskeln Voraussetzung. Wegen der übermäßigen Kniebelastung und Stabilitätsbeanspruchung ist für alle, die eine Kniegelenkinstabilität haben, die Versorgung mit Knieschienen Pflicht. Es besteht in besonderem Maße die Gefahr, dass die Kniegelenkbelastung zu Verdrehbewegungen, Verrenkungen und erneuter Instabilitätsverletzung führt.

Der geübte Sportler wird durch die Entwicklung eines individuellen Stils diejenigen Bewegungsabläufe meiden, die das Kniegelenk belasten, und geschickt Ausgleichsmechanismen schaffen. Neben der Gruppeneinteilung in A, B und C können noch Extremsportarten unterschieden werden. Hierbei muss mit derartigen Kniebelastungen gerechnet werden, dass von diesen Sportarten grundsätzlich abzuraten ist. Auch bei wiederhergestelltem Kniegelenk muss vor diesen übermäßigen Belastungen ausdrücklich gewarnt werden.

Letztlich sollte die Sportfähigkeit im Einzelfall mit dem behandelnden Arzt abgesprochen werden. Individuelle Abweichungen sowohl zu einer vermehrten als auch zu einer verminderten Belastbarkeit sind möglich. Der Einteilung in A-, B- und C-Sportarten liegt keine verletzungsabhängige Bewertung zugrunde. Die Grundanforderungen der jeweiligen Sportart sollten von jedem Betroffenen selbstkritisch bewertet werden. Eine Überanstrengung ist prinzipiell strikt zu vermeiden. Sie macht sich in erster Linie als Erschöpfung bemerkbar. Die Bewegungsabläufe werden unkontrolliert. Aufgrund der muskulären Schwäche sind die sichere Führung und Stabilität des Kniegelenks vermindert. Somit besteht die besondere Gefahr einer erneuten Kniegelenkverletzung. Die Überbelastung des Kniegelenks kann zu Reizungen führen, wie beispielsweise einer Schwellung des Kniegelenks. Deswegen sollte die Belastung schon bei den ersten Zeichen von Erschöpfung reduziert werden, z.B. durch das Einlegen entsprechender Pausen oder den Verzicht auf die jeweilige Sportart.

Übermäßige Beanspruchung des Kniegelenks wie kräftiges Anlaufen, abruptes Abstoppen oder große Sprungbelastungen sind grundsätzlich riskant und nur insoweit möglich, als keine Müdigkeits- und Erschöpfungszeichen auftreten. Ist ein bestimmter Bewegungsablauf sogar schmerzauslösend, so muss dieser unbedingt auf Dauer vermieden werden. Schmerz ist ein Warnsignal der übermäßigen Beanspruchung. Keineswegs darf durch den Schmerz hindurch trainiert werden, wie es mitunter bei

Sportlern suggeriert wird mit markanten Sätzen wie: Run through the pain (Renne durch den Schmerz).

Der pauschale Ratschlag, nach Kniegelenkbeschwerden fortan nur noch zu schwimmen, Rad zu fahren und allenfalls zu joggen, ist unbefriedigend. Diese zweifellos kniefreundlichen Sportarten sollten im Einzelfall entsprechend den individuellen Wünschen und Möglichkeiten ergänzt werden, auch um Mannschaftssportarten. Keineswegs darf es so sein, dass man sich nach einer Kniegelenkverletzung oder -erkrankung nur noch Einzelgänger-Sportarten mit verminderter Beanspruchung der Gesamtleistungsfähigkeit widmen darf.

Bei Mannschaftssportarten besteht allerdings eine erhöhte Verletzungsgefahr durch die Bewegungen und Belastungen an sich sowie durch die Mitspieler. Deswegen sind Mannschaftssportarten mit großem körperlichem Einsatz in erster Linie denjenigen vorbehalten, die ihr Kniegelenk sicher und bei Dauerbelastung relativ beschwerdefrei bewegen können.

Je nach Art der Kniegelenkerkrankung sind einige prinzipielle Regeln der sportlichen Beanspruchung zu berücksichtigen:

Nach operativer Beseitigung von *Meniskusverletzungen* besteht üblicherweise wieder volle Sportfähigkeit. Die gewünschte Sportart kann in der Regel innerhalb weniger Wochen wieder in vollem Umfang ausgeübt werden.

Bei *arthrotischen* Veränderungen und sonstigen *Knorpelerkrankungen* sollte der Bewegungsumfang des Kniegelenks so weit wie möglich ausgenutzt werden, unter weitgehender Vermeidung einer Gewichtsbelastung. Bei einer operativ behandelten Knorpel-Knochen-Absprengung kann erst nach Monaten wieder langsam mit knieschonenden Sportarten der Guppe B begonnen werden. Die Zeit der Gehstützenentlastung muss streng eingehalten werden, um das Operationsergebnis nicht zu gefährden.

Bei einer *Instabilität* sind diejenigen Bewegungsabläufe zu meiden, die in besonderem Maße die Stabilität des Kniegelenks beanspruchen. Bei C-Sportarten ist eine Knieschiene zur äußeren Stabilisierung notwendig. Für andere Sportarten sollte individuell geprüft werden, ob eine Schienenversorgung erforderlich ist.

Entzündlich veränderte Kniegelenke sollten in der beschwerdefreien Zeit schonend belastet werden. Dies kann sehr wohl mit einem intensiven Training der Muskulatur (A-Sportarten) einhergehen. Zeigen sich Entzündungszeichen, ist eine entsprechende Schonung erforderlich. Die Gymnastik sollte nur in Abstimmung mit dem Arzt oder dem betreuenden Krankengymnasten erfolgen.

Bei allen Erkrankungen der *Kniescheibe* muss die Kniebeuge mehr noch als sonst vermieden werden. Sind beide Kniegelenke so erkrankt, dass eine sichere Bewegung und beschwerdearme Dauerbelastung nicht möglich sind, sollten grundsätzlich nur A-Sportarten betrieben werden – B-Sportarten nur nach Absprache mit dem Arzt.

Bei allen Sportarten sollten die besonderen Verhaltensmaßnahmen der Knieschule befolgt werden!

Sportarten der Gruppe A:

Schwimmen

Im Wasser können Bewegungen durchgeführt und Bewegungsausmaße erzielt werden, die sonst nur unter großer Mühe möglich sind. Die Auftriebskraft des Wassers verringert das Körpergewicht. Dadurch wird die maximale Beweglichkeit verbessert. Außerdem kann bei der Wassergymnastik und beim Schwimmen der Widerstand des Wassers bei der Bewegung therapeutisch eingesetzt werden, um die Muskulatur zu trainieren.

Die Wassertemperatur sollte möglichst zwischen 30 und 34 °C

liegen, also eher höher sein. Auf keinen Fall darf das Wasser als kalt empfunden werden und das Gefühl des Frierens entstehen, da sich dann die Muskulatur verkrampft. Warmes Wasser wird als wohltuend empfunden, und die Muskulatur ist entspannt. Auch nach dem Schwimmen sollten Sie darauf achten, dass Sie nicht frieren. Die Muskeln müssen warm gehalten werden.

Für das Schwimmen ist insbesondere der Beinschlag der Kraulbewegung zu empfehlen. Hierbei wird eine einfache Scharnierbewegung durchgeführt. Ob die Froschbewegung der Beine beim Brustschwimmen möglich ist, muss im Einzelfall entschieden werden und hängt davon ab, inwieweit die Beanspruchung der Kniegelenkbänder gegen Widerstand möglich ist.

Sie sollten stets nur so schwimmen, dass Sie sich sicher fühlen. Aufgrund der geringen Belastung des Gelenks kann Schwimmen auch als hervorragende Konditionsübung eingesetzt werden und fördert Kreislauf und Atmung. Außerdem wird durch Schwimmen der Stoffwechsel angeregt.

Rad fahren

Rad fahren wird ebenso wie Schwimmen als Gesundheitssportart bezeichnet. Das Gewicht des Oberkörpers ruht auf dem Sattel und muss nicht von den Beinen getragen werden. Hüft- und Kniegelenke werden mit verminderter Gewichtsbelastung beansprucht. Das Kniegelenk wird in einer Scharnierbewegung bewegt. Rad fahren sollte möglichst auf ebenem Boden betrieben werden. Ein Anfahren gegen eine Steigung verursacht eine vermehrte Belastung für das Kniegelenk, weil mehr Kraft aufgebracht werden muss.

Die Höhe des Fahrradsattels sollte so eingestellt sein, dass das Kniegelenk im schmerzfreien Bewegungsraum durchbewegt wird. Es ist also nicht erforderlich, stets das Kniegelenk ganz zu strecken.

Die Beinmuskulatur sollte warm gehalten werden. Rheumatiker müssen besonders darauf achten, dass sie beim Fahrradfahren nicht ins Schwitzen geraten und durch den Fahrtwind abkühlen. Achten Sie auch darauf, dass Sie beim Fahrradfahren stets aufrecht sitzen, und fahren Sie nur so lange, wie Sie sich nicht mühen müssen. Wenn Sie ein Ziehen in den Beinmuskeln verspüren, sollten Sie eine Pause einlegen oder abbrechen.

Der Vorteil eines Heimfahrrades liegt darin, dass hier keine Unsicherheiten beim Fahren auftreten, nicht zusätzlich das Gleichgewicht gehalten werden muss und der Oberkörper immer sicher auf dem Sattel sitzt. Die Beinkraft kann gezielt dosiert werden. Die Länge der Beanspruchung ist beliebig wählbar. Es kann jederzeit abgebrochen werden.

Wandern auf ebenem Gelände

Beim Wandern sollten Sie die Grundregel beherzigen, dass das Schuhwerk eine weiche Sohle und einen weichen Absatz haben muss. Zusätzliche Gewichtsbelastungen, etwa durch Gepäck, sind möglichst zu vermeiden. Zur Erleichterung kann noch ein Gehstock (Wanderstock) mitgeführt werden, der dann auf der Seite des nicht betroffenen Kniegelenks eingesetzt wird.

Beim Wandern sind möglichst Wege auf ebenem Gelände zu wählen. Wanderungen bergan oder bergab beanspruchen die Muskulatur für Haltearbeit zur Sicherung des Gelenks. Ist der Weg uneben oder gar steinern mit losem Geröll, wird der Gang unsicher, und es besteht die Gefahr umzuknicken. Hierbei sind erhöhte Anforderungen an die Koordination gestellt, und das Gehen ist deutlich erschwert. Sie sollten solche Wege unbedingt meiden.

Standard-Tanzen

Gehen wir davon aus, dass Tanzen nicht als Turniersport, sondern als Ausdruck der Lebensfreude betrieben wird, so kann dies auch nach endoprothetischer Versorgung des Kniegelenks fortgeführt werden. Die verschiedenen Bewegungen werden kontrolliert und dosiert durchgeführt. Überraschungselemente sollten vermieden werden. Die Beanspruchung kann sehr gut dosiert werden. Eine Verletzungsgefahr ist bei dosiertem Einsatz praktisch nicht gegeben.

Inline-Skaten

Der Bewegungsablauf ist sehr harmonisch, gleichförmig und ohne ruckartige Belastungen. Die Geschwindigkeit kann jederzeit selbst dosiert werden. Voraussetzung ist natürlich eine entsprechende Stabilität, Muskelkraft und Sicherheit. Wer den Bewegungsablauf schon vor der Knieerkrankung beherrscht, kann diesen Sport auch im weiteren Verlauf der Nachbehandlung schnell wiederaufnehmen. Die Muskelübungen und das Koordinationstraining der Knieschule helfen zur guten Vorbereitung und problemlosen Durchführung dieser kontrollierten Bewegung. Wer den Bewegungsablauf nicht von vorher kennt und verinnerlicht hat, muss einen sehr guten Trainingszustand erreichen, um das Skaten zu erlernen.

Gymnastik

Bei gymnastischen Übungen ist darauf zu achten, dass sie aus einer sicheren Position, z.B. im Sitzen oder bei sicherer Abstützung des Oberkörpers, durchgeführt werden, konzentriert und ohne Verkrampfung. Muss erst angestrengt das Gleichgewicht gehalten werden, so wird der Bewegungsablauf verzerrt, und es besteht die Gefahr von Verkrampfungen oder sogar Stürzen. Beim Liegen sollte darauf geachtet werden, dass eine warme Unterlage vorhanden ist und keine Druckstellen am Rücken bestehen.

Krankengymnastik ist wichtig zum gezielten Auftrainieren der Muskulatur bei umschriebener Muskelschwäche oder Bewegungsunsicherheit wegen Kniegelenkerkrankungen.

Gymnastische Übungen haben den Vorteil, dass sie konzentriert und gezielt gemacht werden. Hier können Bewegungsumfang und Muskelanspannung genau dosiert werden. Außerdem kann mit einem gezielten Programm abwechslungsreich die gesamte Muskulatur von Ober- und Unterschenkel trainiert werden.

Skilanglauf

Dieses Ausdauertraining schult besonders die Koordination und steigert die Herz-Kreislauf-Leistung. Es kann gut dosiert werden und stellt eine wechselnde Be- und Entlastung dar, verbunden mit Gleitvorgängen. Es trainiert einen insgesamt ökonomischen Bewegungsablauf. Die konditionelle Vorbereitung richtet sich vor allem auf die Muskulatur und das Herz-Kreislauf-System. Skilanglauf stellt altersunabhängig eine gute Ausgleichssportart dar mit Beanspruchung des gesamten Körpers. Eine Unsicherheit kann allenfalls von Balanceschwierigkeiten auf den schmalen Langlaufbrettern und schlecht gespurten Loipen ausgehen. Eine dadurch hervorgerufene ungenügende Koordination kann hier Anlass für Stürze sein.

Joggen

Als einfache Sportart, die nahezu überall betrieben werden kann, ist Joggen zum Breitensport geworden. Lauftempo und -länge können beliebig bestimmt werden. Das Kniegelenk kann vorteilhaft in reiner Scharnierbewegung bewegt werden, also durch einfaches Beugen und Strecken. Da nur eine geringe Beugung des Kniegelenks erforderlich ist, ist der Druck auf die Kniescheibe gering, sodass auch bei Erkrankungen des Kniescheibenknorpels sehr bald wieder gejoggt werden kann. Stets sollte man darauf achten, dass man nicht auf zu hartem Boden läuft. Auch weiches Schuhwerk hat auf hartem Boden nur eine reduzierte Dämpffähigkeit, und der Belastungsdruck beim Auftreten wird an das Kniegelenk weitergegeben. Man sollte sicher auftreten, ohne umzuknicken, und Schuhe tragen, die keine Umknickgefahr bergen, etwa dadurch, dass sie abgelaufen und vertreten sind. Der Laufweg sollte eben sein, ohne Geröll und schlüpfrigen Untergrund. Berücksichtigt man diese Gesichtspunkte, ist Joggen relativ gefahrlos.

Sportarten der Gruppe B:

Reiten

Belastungen der Kniegelenke durch Sprünge und Renngalopp müssen vermieden werden. Ansonsten kann Reiten in der Regel durchgeführt werden, wenn man davon ausgeht, dass Reiten nicht als neu zu erlernende Sportart begonnen wird, sondern der Geübte auch weiterhin hobbymäßig reitet.

Leichtes Turnen

Die Grundregel ist, dass jede Bewegung möglichst unter Vermeidung von Belastung erfolgt. Bei Beschwerden sind die Übungen abzubrechen und in Zukunft zu meiden. Wenn man dies selbstkritisch berücksichtigt, kann man Turnübungen dosiert durchführen.

Viele Patienten verbinden das Turnen mit Geselligkeit. Dadurch besteht auch ein Ansporn zur Leistung.

Vor ausfahrenden und Verdrehbewegungen im Kniegelenk muss gewarnt werden. Die Bewegungen sollten gut kontrolliert und sicher durchgeführt werden. Große Sprungbelastungen, schnelles Anlaufen und Abstoppen sind zu meiden. Es ist individuell unterschiedlich, inwieweit Ausgleichsbewegungen in Hüftgelenk, Wirbelsäule oder auch Sprunggelenken möglich sind, um das Kniegelenk in einem mittleren Beanspruchungsniveau zu halten.

Übungen der Koordination sind besonders hilfreich; auch wenn sie die Gelenkbeweglichkeit trainieren, die uns im Alltag üblicherweise nicht abverlangt wird, so geben sie eine zusätzliche Sicherheit bei plötzlich auftretenden Belastungen. So können durch gezieltes Muskeltraining auch Schutzmechanismen aufgebaut werden, die im Alltag bei plötzlichen, ungewohnten Belastungen hilfreich sind.

Übungen, die die Gefahr bergen, dass Verletzungen durch Mittrainierende entstehen, sollten vermieden werden. Stets sollten nur kontrollierte Bewegungen durchgeführt werden.

Leichtathletik

Die Leichtathletik fordert für den wettkampfmäßigen Einsatz eine maximale Beanspruchung von Muskulatur und Gelenken. Bei den verschiedenen Disziplinen treten Sprung-, Abbrems- und Verdrehbewegungen des Kniegelenks auf. Bei Sprungübungen kommt es häufig zu akuten Verletzungen. Da auch die Laufdisziplinen eine maximale Leistungsbereitschaft und Beanspruchung erfordern, muss bei vielen Knieerkrankungen von einem wettkampfmäßigen Leichtathletiktraining abgesehen werden. Für das freizeitmäßige Training können sowohl Lauf-, Sprung- als auch Wurfdisziplinen betrieben werden. Das Ziel ist eine Muskelkräftigung und eine verbesserte Koordination.

Federball / Badminton

Die erforderlichen Positionswechsel können bei Spielgeschwindigkeiten auch zu unkontrollierten Bewegungen mit Verdrehungen im Kniegelenk führen. Schnelle Anlauf- und Abbremsbewegungen sind unvermeidbar. Als nicht leistungs-, sondern hobbymäßiges Spiel kann es durchaus ausgeübt werden und verschafft Bewegung für den gesamten Körper.

Bei einem Spiel im Freien sollte besonders darauf geachtet werden, dass der Untergrund keine Unebenheiten aufweist, damit Stolpern und Wegknicken des Kniegelenkes vermieden werden.

Kegeln

Kegeln hat einen relativ monotonen Bewegungsablauf, der für den Muskelaufbau des Kniegelenks wenig hilfreich ist. Ein sportliches Training der Gelenke ist hiermit kaum möglich. Der Körper wird nicht richtig aufgewärmt. Es sind wiederholt kurzzeitige Anstrengungen erforderlich. Wie stark das Kniegelenk gebeugt werden kann oder ob hier ausnahmsweise eine vermehrte Beugung des Rückens stattfindet – durch Vorbeugen –, muss individuell abgeschätzt werden. Bei Kniegelenkendoprothesen sollte darauf geachtet werden, dass nicht abrupt abgebremst wird und keine Verdrehbewegung im Kniegelenk stattfindet. Um den Abbremsvorgang zu minimieren, sollte die Kugel bereits vor der Linie auf den Weg gebracht werden, damit noch ein Auslaufschritt möglich ist und nicht abrupt abgebremst werden muss. In diesem Sinne kann Kegeln als gesellige Veranstaltung ohne negative Auswirkungen gelten.

Bodybuilding / Gerätetraining

Mit einem ausgewogenen Programm zur Aufschulung der Oberschenkel- und Unterschenkelmuskulatur ohne übermäßige Gewichtsbelastung des Kniegelenks ist Bodybuilding / Gerätetraining zu empfehlen. Für ein ausgewogenes Training sollten die Muskeln der Oberschenkelvorderseite und -rückseite sowie die Muskeln der Unterschenkelrückseite in der Scharnierbewegung trainiert werden. Die Übungen des Krankengymnastik-Programms sind größtenteils auf das Training übertragbar. Man sollte aber stets darauf achten, dass durch die Gewichtsbelastung am Unterschenkel keine zu großen Hebelkräfte auf das Kniegelenk wirken.

Tischtennis

Das hobbymäßig betriebene Tischtennis stellt spielerisch Anforderungen an das Reaktionsvermögen in einem nur begrenzten Bewegungsradius. Auch hierbei treten Anlauf- und Abbremsbewegungen auf, die jedoch eher dosierbar sind, im Gegensatz zum Tennis. Ein Spielen aus dem Stand ist eher möglich. Durch einiges Training können Verdrehbewegungen bewusst vermieden werden.

Golf

Für den Golfschlag kommt es auf die genau erlernte Bewegungsabfolge an. Störungen des Bewegungsablaufs entstehen bei fehlerhafter Schlagtechnik, typischerweise bei unkontrollierten Grasschlägen. Auf die kontrollierte Bewegung des Kniegelenks kann geachtet werden, sodass keine Einschränkung für das Golfen besteht. Als positiv ist die Bewegung auf dem Platz einzustufen. Auf einem 18-Loch-Platz wird eine Distanz zwischen 5 und 6 km zurückgelegt. Ein besonderer Vorteil besteht darin, dass die Gehstrecke über weichen Rasengrund geht.

Sportarten der Gruppe C:

Tennis

Tennis hat eine Vielzahl von Bewegungsabläufen. Viele Bewegungen erfolgen abrupt. Es wird sowohl Schnelligkeit gefordert als auch erhebliche Kraft. Verdrehbewegungen und Überstreckbewegungen sind beim Tennis häufig, was ja der Grund für die häufigen Bandverletzungen, Zerrungen und Meniskusschäden ist. Die einzelnen Bewegungen sind nur schlecht dosierbar. Dem Mitspieler wird die Freude am Spiel verdorben, wenn aus Rücksicht auf die verminderte Beanspruchbarkeit des Kniegelenks viele Bälle nicht angenommen werden und ein Tennis aus dem Stand probiert wird.

Hallensportarten (Volley-, Basket-, Handball)

Der Hallenboden stellt eine zusätzliche Belastung für die Beingelenke dar. Während sonst auf Asche, Rasen oder sonstigen Außenböden in Phasen des Antretens und Abbremsens keine sofortige Haftung der Schuhsohle am Boden eintritt, sondern eine kleine, kaum merkliche Rutschbewegung stattfindet, fehlt diese Rutschbewegung in der Halle. Gleichgültig, ob die Halle einen Holz- oder Kunststoffbodenbelag aufweist, die Schuhsohle haftet derart auf dem Boden, dass bei Abbremsbewegungen kein Rutschweg verbleibt, sondern ein abruptes Stehenbleiben die Folge ist. Man stelle sich nur einmal vor, man würde beim Autofahren aus voller Fahrt ohne Bremsweg stoppen. Die Insassen würden mit der gesamten Geschwindigkeit in die Gurte geschleudert. Während also der Fuß keine Möglichkeit der Geschwindigkeitsverzögerung mehr hat und unmittelbar am Boden gehalten wird, macht der Oberkörper noch eine Vorwärtsbewegung. Dies bedeutet, dass Scherbewegungen in den Gelenken auftreten. Das Kniegelenk ist somit besonders belastet.

Volleyball

Durch die Positionierung der Spieler auf dem Spielfeld werden direkte Fremdeinwirkungen durch die Gegenspieler weitgehend vermieden. Das schnelle Spiel bringt jedoch plötzliche Richtungswechsel und Verdrehbewegungen mit besonderer Beanspruchung der Kniebänder mit sich. Da die Sprunghöhe oft mehr als 60 cm beträgt, kann auch hiervon eine Belastung für das Kniegelenk ausgehen.

Basketball

Neben seinen besonderen Anforderungen an die Koordination und den trainierten Bewegungsablauf kann die Laufbewegung an sich knieschonend durchgeführt werden. Eine Krafteinwirkung mit Scherbeanspruchung und zusätzlicher Sprungbelastung tritt jedoch durch plötzliches Abbremsen, Richtungswechsel und Korbwurf auf. Hierbei kommt es auch zu äußeren Verletzungen durch Fremdeinwirkung, die in dem Gedränge am Korb und durch die schnellen, kraftvollen Bewegungen nicht zu vermeiden sind.

Handball

Handball kann als sogenannte «schnelle Mannschaftssportart» eingestuft werden, bei der abrupte Bewegungen und plötzliche Richtungswechsel zum Spielablauf gehören. Neben der Kraft- und Geschwindigkeitseinwirkung auf das Kniegelenk kommt noch in besonderem Maße die Verletzungsgefahr durch Fremdeinwirkung der Mit- und Gegenspieler hinzu. So treten gehäuft Verdrehungen, Prellungen und Stauchungen des Kniegelenks auf. Auch Verletzungen durch Aufprall des Kniegelenks auf den Boden beim Torwurf sind spielbedingt und nur schlecht zu vermeiden, wenn nicht das Spiel selbst darunter leiden soll.

Kraftsport

Das besondere Training zur allgemeinen muskulären Kräftigung belastet je nach Übungsaufbau das Kniegelenk. Alle Übungen mit Gewichtsbelastung des Oberkörpers im Stand bedeuten eine zusätzliche Belastung auch der Kniegelenke (Gewichtheben). Ein solches einseitiges Krafttraining ist ausschließlich auf Muskelkräftigung gerichtet, Koordination und Ausdauer werden nicht trainiert. Wird das Gewicht auch noch aus der Kniebeuge gestemmt, so bedeutet dies eine ganz besondere Belastung für das Kniegelenk. Solche Übungen sind auf jeden Fall streng zu meiden.

Rudern (leistungsmäßig)

Das Kniegelenk wird hierbei in einer reinen Scharnierbewegung beansprucht, mit Beugen und Strecken. Zum kraftvollen Durchstrecken der Kniegelenke gegen Widerstand kommt allerdings eine große Gewichtsbelastung hinzu. Dies ist besonders bei Verschleißprozessen im Kniegelenk und an der Kniescheibenrückfläche aufgrund der maximalen Beugung sehr schädlich. Daher muss der leistungsmäßige Rudersport bei Verschleißerscheinungen des Kniegelenks eingeschränkt werden.

Segeln

Das Segeln beansprucht eher den Oberkörper. Die Beine, vor allem die Oberschenkel, werden zum Gegenstemmen eingesetzt. Die Beanspruchung der Kniegelenke wird oft unterschätzt. Plötzliche Balanceakte können zu unkoordinierten Bewegungsabläufen führen. Die Beengtheit des Bewegungsraums im schmalen Schiffskörper kann zu Verdrehungen des Kniegelenks und Anprellverletzungen führen. Bevor mit dem Segelsport begonnen wird, sollte die volle Beweglichkeit und Belastbarkeit auch in Verdrehbewegungen gegeben sein.

Windsurfing

Eine entsprechende Ausrüstung als Kälteschutz gegen den Wind ist Voraussetzung. Wegen der besonderen Anforderungen an die Balance auf dem Wasser sollte nur dann gesurft werden, wenn diese Sportart bereits vor der Verletzung beherrscht wurde. Vom späteren Erlernen des Surf-Sports mit dem Handikap eines nicht frei beweglichen und nicht voll belastbaren Kniegelenkes ist abzuraten. Der geübte Surfer kann Verdrehbewegungen weitgehend mit Oberkörper und Becken auffangen und das Kniegelenk vorwiegend in Scharnierbewegung beanspruchen. In gefährlicher Brandung oder bei starken Böen sollte Surfen wegen des nicht voll kontrollierbaren Bewegungsablaufs, der plötzlichen Krafteinwirkung und dem Erfordernis schneller Gegenreaktion vermieden werden.

Fußball

Fußball darf gerade für jüngere Leute als die beliebteste Mannschaftssportart gelten. Auch der Teamgeist trägt hierzu bei. Die Trainingseinheiten zielen vor allem auf die Muskelstärkung und Koordination der Beine.

Die sportartspezifische Beanspruchung des Kniegelenks durch Verdrehbewegungen ist jedoch erheblich. Nicht zuletzt deswegen treten gerade beim Fußball häufig Meniskusverletzungen auf. Ein typischer Verletzungsmechanismus ist die Verdrehbewegung des Oberschenkels auf dem feststehenden Unterschenkel, wie dies besonders bei festem Greifen der Stollen im Rasen der Fall ist. Weitere Verletzungsursachen liegen insbesondere in Fremdeinwirkungen von Mitspielern. Das Kniegelenk wird hierbei ebenfalls großen Kräften von außen ausgesetzt, die es verdrehen, überstrecken oder seitlich verbiegen. Somit verbleibt in jeder Spielposition beim Fußball eine relativ hohe Verletzungsgefahr.

Alpiner Skilauf

Angst, unzureichende Lauftechnik und Waghalsigkeit sind die Hauptursachen für Verletzungen und vermehrte Beanspruchungen der Kniegelenke. Wer schon früher Ski gelaufen ist, somit die Anforderungen an die Koordinationsfähigkeit kennt und eine sichere Fahrtechnik hat, kann auch nach Verletzungen des Kniegelenks in schonender Weise Ski laufen. Dabei sollten hohe Geschwindigkeiten, unebene Pisten und tiefe Kniehocken vermieden werden. Besonders häufig sind Verdrehbewegungen des Kniegelenks durch unkontrollierte Fahrmomente. Eine gewisse Anfälligkeit besteht bei kalter Muskulatur (z.B. falsche Skibekleidung) und Übermüdung / Überanstrengung). Man sollte sich vor Augen halten, dass Skiunfälle typischerweise am späten Nachmittag vorkommen. Diese Verletzungen sind zum erheblichen Teil der Übermüdung nach ungewohnter Beanspruchung zuzuschreiben. Die verhängnisvollen Abfahrten ereignen sich oft zu Ende des Tages, wenn nochmals unter vollem Einsatz eine Abfahrt gemacht werden soll – auch, um den Skipass auszunutzen –, obwohl die Muskulatur längst überfordert und ermüdet ist.

Snowboarden

Die richtige Positionierung des Brettes beim Snowboarden stellt hohe technische Anforderungen – auch wegen der schon auf kurzer Strecke entwickelten hohen Geschwindigkeit. Für die Einstellung des Brettes bedarf es der Verdrehbewegungen im gesamten Körper, nicht nur im Bereich der Wirbelsäule, sondern ebenso im Bereich der Knie bei fest eingestellter Fußposition. Auch für den geübten Snowboarder gehen damit erhebliche Halte-, Verdreh- und Scherbelastungen des Kniegelenkes einher. Da es praktisch nicht möglich ist, ein Bein im Bewegungsablauf zu schonen, führen Schwächen und Unsicherheiten im Kniegelenkbereich schnell zu manifesten Verletzungen. Deswegen kann Snowboarden – auch für den Geübten – nur bei problemloser Kniefunktion, eingespielter Koordination und guter Muskulatur durchgeführt werden.

Extremsportarten D:

Squash

Als besonders schnelles Spiel stellt Squash erhebliche Anforderungen an die Reaktionsfähigkeit. Außerdem werden Kraft und Ausdauer für den Spieleinsatz benötigt. Aufgrund der schnellen Ballwechsel erfordert das Squash-Spiel plötzliche Richtungswechsel mit maximaler Kraft im Antritt und Abbremsen auf dem

Hallenboden. Verdrehbewegungen des Kniegelenks sind häufig. Darüber hinaus besteht Verletzungsgefahr sowohl aufgrund eigener fehlerhaften Schlagtechnik als auch durch den Schläger des Gegenspielers. Wegen der außerordentlichen Belastung sollte Squash bei Verschleißprozessen und anderen Knorpelerkrankungen des Kniegelenks, bei entzündlichen Veränderungen und Bandverletzungen mit Instabilität gemieden werden.

Skateboard

Vom Skateboard-Fahren muss bei Kniegelenkerkrankungen abgeraten werden. Die besonderen Anforderungen an Koordination, Geschicklichkeit und blitzschnellen Bewegungseinsatz erlauben diese Sportart ohnehin nur für den Geübten und im Kniegelenk voll Belastbaren. Sie darf nur bei maximaler Belastungsfähigkeit ausgeübt werden. Auf jeden Fall sollten andere Sportarten mit gezieltem Training der Kniegelenkmuskulatur, der Koordination und Belastbarkeit zuvor und gleichzeitig betrieben werden. Wegen der ohnehin erheblich erhöhten Verletzungsgefahr sollte eine entsprechende Schutzkleidung getragen werden.

Kampfsportarten

Sportarten zur Selbstverteidigung, wie Boxen, Ringen, Fechten, American Football und Rugby, verlangen eine besondere körperliche Beanspruchbarkeit. Hier muss schnell reagiert und der ganze Körper mit Geschick, Kraft, Härte und Kondition eingesetzt werden. Es treten Maximalbewegungen für verschiedene Gelenke auf. Ruckartige Bewegungen sind die Regel. Gegnerische Einwirkungen und die unphysiologische Bewegungsbeanspruchung, mit Verdrehbewegungen unter Krafteinwirkung und Bewegungen des Gelenks über den normalen Bewegungsumfang hinaus, können zu Verletzungen und schließlich zu übermäßigem Gelenkverschleiß führen. Von diesen Sportarten muss bei Kniebeschwerden strikt abgeraten werden.

Kniebelastung verschiedener Sportarten im Überblick

Geringe Belastung A

Schwimmen
Rad fahren
Wandern auf ebenem Gelände
Standard-Tanzen
Inline-Skaten
Gymnastik
Skilanglauf
Joggen

Mäßige Belastung B

Reiten
Leichtes Turnen
Leichtathletik
Federball, Badminton
Kegeln
Bodybuilding/Gerätetraining
Tischtennis
Golf

Deutliche Belastung C

Tennis
Volleyball
Basketball
Handball
Kraftsport
Rudern (leistungsmäßig)
Segeln
Windsurfing
Fußball
alpiner Skilauf
Snowboarden

Extremsportarten D

Squash
Skateboard
Kampfsportarten

Medizinische Fachausdrücke

Antagonist Gegenmuskel. Es kann sich auch um eine Gruppe von Muskeln handeln, die einen Gegenzug ausüben, z. B. sind Streckmuskeln Antagonisten zu Beugemuskeln und umgekehrt.

antiphlogistisch entzündungshemmend

Arthritis entzündliche Gelenkerkrankung

Arthrose Gelenkknorpelverschleiß

Artnrophie Verschmächtigung eines Organs, z. B. Verminderung der Muskelsubstanz bei Muskelarthrophie

Arthroskopie Gelenkspiegelung

Arthrotomie Operative Kniegelenkeröffnung

artikulär ein oder mehrere Gelenke betreffend

autologe Chondrozyten körpereigene Knorpelzellen

Bursa Schleimbeutel

Bursitis Schleimbeutelentzündung

Chondrokalzinose Verkalkung von Knorpelgewebe, auch Pseudogicht genannt

Chondromalazie Gelenkknorpelerweichung, auch als graduelle Einstufung für die Arthroseklassifizierung gebräuchlich

Differenzialdiagnose Unterscheidung und Abgrenzung einander ähnlicher Krankheitsbilder

Distorsion Verstauchung

Dolor Schmerz

dorsal hinten

Drainage Schlauch zur Ableitung von Blut oder Erguss aus dem Gelenk nach einer Operation

Eminentia interkondylaris Kreuzbandhöcker auf der Schienbeinkopfgelenkfläche

Endoprothese künstliches Gelenk

Facette bei der Kniescheibe für die innen- und außenseitige Kniescheibengelenkfläche verwendet

femoral am Oberschenkelknochen

Femur Oberschenkelknochen

Fibula Wadenbein

Fossa intercondylaris Kreuzbandgrube (des Oberschenkelknochens)

Fraktur Knochenbruch

Ganglion zystenartige Auftreibung von Gewebe, z. B. Meniskusganglion, Kniegelenkkapselganglion

Giving-way-Phänomen Nachgeben des Kniegelenks bei Belastung, auch schmerzbedingt möglich

Gonarthrose Arthrose des Kniegelenks

Hämatom Bluterguss

Hyperuricämie Gicht

Indikation Entscheidung zu einer bestimmten Maßnahme

Injektionstherapie Spritzenbehandlung

Insuffizienz Leistungsschwäche

intramuskulär innerhalb eines Muskels, z. B. bei Injektionen Spritze in den Muskel

intravenös innerhalb einer Vene

Kondylen Knorren der Oberschenkelrolle

Kontraindikation Gegenanzeige zu einer bestimmten Maßnahme, sodass von deren Anwendung abgesehen wird

Kontraktur Verkürzung und Schrumpfung, z. B. kann ein Muskel verkürzt sein; mögl. Folge: Gelenkfehlstellung.

Kontusion Prellung

Lachman-Test Untersuchungsverfahren zur Prüfung eines Kreuzbandschadens

lateral außenseitig

Ligament (Lig.) Band

Lig. cruciatum anterius (LCA) vorderes Kreuzband

Lig. collaterale laterale äußeres Seitenband

Lig. collaterale mediale inneres Seitenband

Lig. cruciatum posterius (LCP) hinteres Kreuzband

Luxation Ausrenkung

medial innenseitig

Meniskektomie Meniskusentfernung (in der Regel nur teilweise)

Mikrotraumata kleinste Verletzung

Mobilisation Bewegung

Myogelose umschriebene Muskelverhärtung

Ödem Ansammlung von Gewebsflüssigkeit, oft stauungsbedingt im Bereich der Unterschenkel

Osteochondrosis dissecans Abgrenzung eines Knorpel-Knochenstückes aus der Gelenkfläche

Osteophyten Knöcherne Ausziehung am Rand der Gelenkfläche bei Arthrose, «Randzacken»

Pannus Bindegewebswucherung, die vom Rand her auf die Gelenkfläche wächst und den Gelenkknorpel zerstört, vor allem bei rheumatischen Erkrankungen
Patella Kniescheibe
Patellaluxation Kniescheibenverrenkung
Pivot-Shift-Phänomen Verschiebung des Kniegelenks als Zeichen für eine Instabilität bei Kreuzbandschaden
Plica synovialis *s. Synovialisfalte*
Probenexzision (PE) Entnahme einer Gewebeprobe
Punktion Abziehen von Flüssigkeit, z. B. Kniegelenkpunktion, um Kniegelenkflüssigkeit aus dem Gelenk herauszuziehen

Resektion operative Entfernung
Ruptur Riss, Zerreißung

Schubladen-Test Untersuchungsverfahren zur Prüfung eines Kreuzbandschadens
Symptom Zeichen einer Erkrankung
Syndrom Krankheitsbild, das sich aus verschiedenen Symptomen zusammensetzt
Synovektomie siehe Synovialektomie
Synovia Gelenkschmiere
Synovialektomie Entfernung der Gelenkschleimhaut
Synovialis Schleimhaut als Innenauskleidung der Gelenkkapsel
Synovialisfalte Schleimhautfalte, die unterschiedlich stark ausgeprägt sein und beim Durchbewegen des Kniegelenkes stören kann
Synovialitis Entzündung der Gelenkschleimhaut

Thrombose Gerinnung von Blut in den Venen zu Verklumpungen, die sich lösen können und eine Lungenembolie mit Zusetzen von Blutgefäßen der Lunge verursachen können
Tibia Schienbein
Trauma Verletzung
Tuberositas tibiae Höcker am Schienbeinkopf, an dem das Kniescheibenband ansetzt
Tumor in der Regel allgemein für Schwellung gebräuchlich, ohne dass dies eine bösartige Schwellung bedeutet

ventral vorne

Stichwortverzeichnis